高等医学院校实验系列规划教材

卫生学实验指导

主　编　黄月娥

副主编　文育锋　袁慧　黄邵鑫

编　委（按姓氏笔画排序）

丁　蕾(皖南医学院)	丁书姝(皖南医学院)
王　俊(皖南医学院)	王安世(皖南医学院)
文育锋(皖南医学院)	方正美(皖南医学院)
方基勇(皖南医学院)	石　玮(皖南医学院)
付连国(蚌埠医学院)	代佳佳(皖南医学院)
朱　玉(皖南医学院)	朱丽君(皖南医学院)
邹云飞(皖南医学院)	汪安云(皖南医学院)
宋建根(皖南医学院)	陈　燕(皖南医学院)
陈玉娟(皖南医学院)	陈佰锋(皖南医学院)
范文燕(九江学院)	金岳龙(皖南医学院)
赵顺函(九江学院)	郝加虎(安徽医科大学)
胡名媛(皖南医学院)	袁　慧(皖南医学院)
贾光蕾(皖南医学院)	钱彬彬(皖南医学院)
唐礼庆(皖南医学院)	黄月娥(皖南医学院)
黄邵鑫(九江学院)	常微微(皖南医学院)
梁雅丽(九江学院)	鲍凌志(皖南医学院)

U0256614

中国科学技术大学出版社

内 容 简 介

本书是为适应新时期高等医学教育不同专业人才培养在公共卫生与预防医学实践教育方面的需求,着重提高学生的实践动手能力及在公共卫生实践中提出问题、分析问题、解决问题的能力,并培养学生分析性和批判性的思维能力而编写的。本书共分六章,根据《普通高等学校本科专业类教学质量国家标准》的要求,实验教学内容涵盖了环境卫生学、职业卫生与职业医学、营养与食品卫生学、儿少卫生与妇幼保健学、卫生毒理学、卫生化学。同时设有附录,即公共卫生/临床执业医师资格考试公共卫生模拟试题。

本书可作为不同层次、不同医学专业的预防医学课程的实验教材,也可作为教师教学参考用书。

图书在版编目(CIP)数据

卫生学实验指导/黄月娥主编. —合肥:中国科学技术大学出版社,2020.9(2022.1重印)

ISBN 978-7-312-04998-9

Ⅰ.卫… Ⅱ.黄… Ⅲ.卫生学—实验—医学院校—教材 Ⅳ.R1-33

中国版本图书馆 CIP 数据核字(2020)第 109957 号

卫生学实验指导
WEISHENGXUE SHIYAN ZHIDAO

出版	中国科学技术大学出版社
	安徽省合肥市金寨路 96 号,230026
	http://press.ustc.edu.cn
	https://zgkxjsdxcbs.tmall.com
印刷	安徽省瑞隆印务有限公司
发行	中国科学技术大学出版社
经销	全国新华书店
开本	710 mm×1000 mm 1/16
印张	17
字数	324 千
版次	2020 年 9 月第 1 版
印次	2022 年 1 月第 2 次印刷
定价	40.00 元

前　言

为了适应新时期高等医学教育以及不同层次人才培养的需求,提高学生的实践动手能力,我们邀请了相关医学院校具有丰富教学经验的一线教师和专家编写了本书。

本书详细介绍了"预防医学"各课程中卫生学的实验内容,目的是使学生掌握卫生学中各项实践技能的基本理论和知识,提升学生实践技能水平及提出问题、分析问题和解决问题的能力。

根据近年来社会对公共卫生及临床医疗人才需求的形势以及学科发展的特点,同时结合《"健康中国 2030"规划纲要》《国家中长期教学改革和发展规划纲要(2010~2020 年)》、教育发展的战略主题"德育为先,能力为重,全面发展"的精神,本书在内容上加以贯彻。首先,实验目标强调原理及其适用性,重基础,强调理论联系实际,引入"讨论问题",让学生独立思考问题、分析问题;其次,实验技能部分多讲如何做,提高解决问题的实践技能,重视学生应用能力的培养;最后,在介绍实验技能的基础上,适当引入公共卫生领域最新成果和发展动态,供学生拓展知识面。

本书在编写中,以应用型高等医学院校为主体,立足培养素质过硬、能力过硬,适合基层需要的创新性应用型医学人才,努力打造实用的实验指导教材。特别注意强化专业素质,注重能力培养;突出"基本知识、基本理论、基本技能"框架,内容以"必需、够用"为原则,同时注意与执业医师考试接合,体现"宜教宜学、科学严谨"的特点和教学改革的成果。

全书包括六章实验教学内容和一个附录,第一章为环境卫生学,第二章为职业卫生与职业医学,第三章为营养与食品卫生学,第四章为儿少卫生与妇幼保健学,第五章为卫生毒理学,第六章为卫生化学,附录为公共卫生/临床执业医师资格考试公共卫生模拟试题。鉴于预防医学专业基础课程及专业课程在公共卫生领域的突出地位,其应用广泛,发展迅速,内容涉及广,特编写本书以满足教育发展的需要。本书编写人员均来自教学科研一线教师,但由于编写水平有限,书中存在错误之处在所难免,恳请使用本书的读者提出宝贵的意见和建议,以便修订时改进,促进本书质量的提高。

编　者

2020 年 6 月

目　　录

第一章　环境卫生学

实验一　空气及室内空气采样方法

 实验目的

（1）了解空气质量检测的意义。

（2）熟悉各类仪器和实验方法的应用。

（3）掌握空气质量检测方法。

 实验仪器和试剂

（一）收集器

收集器是捕集空气中需要检测污染物的装置。气体吸收管、填充柱、滤料、冷凝采样管等都是收集器，需根据被捕集物质的存在状态、理化性质等选用。

（二）液体吸收管

1. 气泡吸收管

分普通型和直筒型（图 1.1），适合采集气态和蒸气态物质。普通型气泡吸收管可装 5～10 mL 吸收液，采样流量为 0.5～1.5 L/min；直筒型气泡吸收管可装 50 mL 吸收液，采样流量为 0.2 L/min，用于 24 h 采样。

2. 多孔玻板吸收管

分普通型和大型两种（图 1.2）。普通型多孔玻板吸收管可装 10～30 mL 吸收液，采样流量为 0.1～1 L/min，大型多孔玻板吸收管可装 50～100 mL 吸收液，采样流量为 0.1～1 L/min。它们除适合采集气态和蒸气态物质外，也能采集气溶胶态物质。

3. 冲击式吸收管

这种吸收管有小型和大型两种。小型冲击式吸收管可装 5～10 mL 吸收液，采样流量为 3 L/min，大型冲击式吸收管可装 50～100 mL 吸收液，采样流量为 30 L/min（图 1.3），适合采集气溶胶态物质。

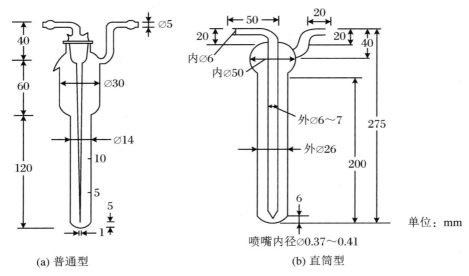

(a) 普通型   (b) 直筒型

图 1.1 气泡吸收管

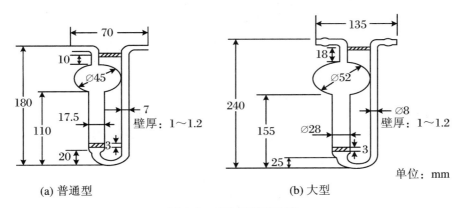

(a) 普通型   (b) 大型

图 1.2 多孔玻板吸收管

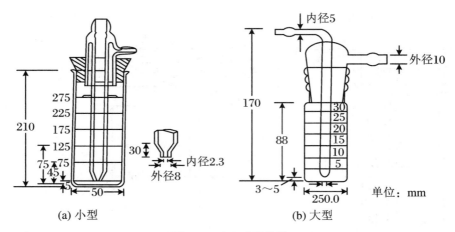

(a) 小型　　　　　　　　(b) 大型

图 1.3　冲击式吸收管

（三）填充柱采样管

填充柱采样管是用一根长 6～10 cm、内径 3～5 mm 的玻璃管或塑料管（图 1.4），内装颗粒状或纤维状填充剂制成的。采气流量为 0.1～0.5 L/min。采样后，通过解吸或溶剂洗脱，使被测组分从填充剂中释放出来进行测定。

图 1.4　填充柱采样管

（四）低温冷凝浓缩采样瓶

在特制的低温瓶（图 1.5）内，装入制冷剂，将装有吸附剂的"U"形采样管插入冷阱中，当空气流经采样管时，被测组分因冷凝而凝结在采样管底部。

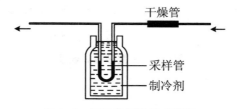

图 1.5　低温冷凝浓缩采样瓶

（五）采样器

采样器分为小流量气体采样器、可吸入颗粒采样器和个体采样器。其中个体采样器又分为主动式个体采样器和被动式个体采样器两种。

 实验内容与方法

（一）大气采样方法

大气采样方法如图 1.6 所示,大气中有害物质的存在状态主要有:

(1)气态。在常温常压下以气体形式分散在大气中,如 CO、SO_2、NO_x、Cl_2、C_6H_6 等。

(2)气溶胶。有害物质的固体微粒或液体微滴逸散于空气中以多种状态同时存在的分散系,有雾、烟、尘三类气溶胶。

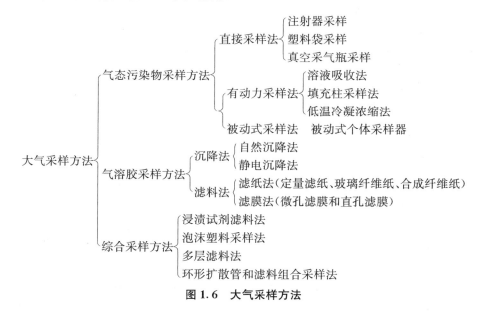

图 1.6　大气采样方法

1. 直接采样法

当空气中有害物质浓度较高,或所选用分析方法的灵敏度较高时,采用直接采样法。

(1)注射器采样:选用一支 100 mL 注射器连接一个三通活塞(图 1.7),事先检查注射器的气密性并校正刻度。现场采样时先抽洗 3~5 次,然后采样、密封,当天送检。本法操作简单,适合采取有机溶剂,如苯等,但采样体积一般不大于100 mL。

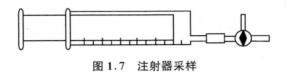

图 1.7 注射器采样

(2) 塑料袋采样:用塑料或铝铂袋连接一个特制的带活塞的橡皮球(图 1.8),在采样现场首先对采气袋用空气冲洗 3~5 次,然后采样,并用乳胶帽堵住袋口,尽快送检分析。本法仅适合采集不活泼的气体,如 CO 等,且采样后应尽快分析。

(3) 真空瓶采样:用耐压玻璃或不锈钢瓶(图 1.9),事先抽成真空至 133 Pa 左右,将真空瓶携带至采样现场,打开瓶阀采气,然后关闭阀门,迅速送检分析。

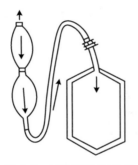

图 1.8 采气袋及二联球

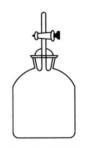

图 1.9 真空瓶

2. 浓缩采样

空气中的污染物质浓度一般都比较低(10^{-9}～10^{-6}数量级),用直接采样法往往不能满足分析方法检测限度的要求,故需要用浓缩采样法对空气中的污染物进行浓缩。浓缩采样时间一般比较长,测得的结果代表采样时段的平均浓度,更能反映空气污染的真实情况。这类采样方法有溶液吸收法、滤料阻留法、填充柱阻留法等。

(1) 溶液吸收法。主要用于吸收以气态和蒸气存在的有害物质。当空气通过装有吸收液的吸收管时,有害物质分子被阻留在吸收液中,因而能同时达到采集大气和浓集有害物质的目的。其吸收原理是:当空气通过适当的吸收液时,在气泡和吸收液的界面上,有害物质分子由于溶解作用或化学反应能很快地进入吸收液中。同时,处于气泡中间的气体分子,由于运动速度很大,也能迅速地扩散到气液界面上而被吸收,因而整个吸收过程能很好地完成。各种气体吸收管就是根据上述原理设计的。常用的吸收液有水、水溶液和有机溶剂等。选择吸收液时应考虑以下几点：被测物质在吸收液中的溶解度大，且具有足够的稳定时间；选择吸收液要考虑下一步化学反应，应与以后的分析步骤相衔接；吸收液毒性小、价格低、易于购买，且尽可能能够回收利用。

（2）滤料阻留法。主要用于采集尘粒状气溶胶，如烟和悬浮颗粒物。采用动力装置使空气通过滤料（滤纸、滤膜等）时，阻留尘粒于膜或滤料上。常用的滤料有玻璃纤维滤料、有机合成纤维滤料、微空滤膜和浸渍试剂滤料等。所选用的滤料和采样条件要保证有足够高的采样效率。滤料的选择要求不含待测物质，或待测物质含量低且分布均匀。例如，分析空气无机元素应选用有机滤料，而分析有机成分时，应选用无机的玻璃纤维滤料。滤料的阻力要尽量小，以提高采样速度。为此，在采样前，应常根据目的和要求对滤膜进行预处理。

（3）填充柱阻留法。空气通过装有固体吸附剂的采样管时，有害物质被固体吸附剂吸附而被浓集。固体吸附剂有颗粒状吸附剂和纤维状吸附剂两种。常用的颗粒吸附剂有硅胶、活性炭、素陶瓷和分子筛等，它们是多孔性物质，具有较大的比表面积，对气体和蒸气有极强的吸附作用。同时尘粒在多孔性气路中因惯性碰撞而被阻留。因此，在气体和尘粒共存时，用固体颗粒状吸附剂采样是较好的采样方法。采样完后，再选择适当的溶剂，将被测物质洗脱下来，如为有机蒸气，也可用加热吹气法解析后进行分析测定。

（二）现场空气采样

1. 气体采样的基本要求

（1）采样点现场的要求：采样点设在空旷地点；气体采样器放置高度为 1.5 m 左右；颗粒物采样器放置高度为 3～5 m。

（2）采集的样品具有代表性。

（3）采样速度能保证最佳吸收效率，且采样量能满足分析方法的需要。

（4）记录现场采样条件。

2. 大气采样

（1）大气采样布点前的准备。① 对本地区大气污染源进行调查，初步分析出各块地域的污染源概况。② 了解本地区常年主导风向，大致估计出污染物的可能扩散概况。③ 通过群众来信、来访或人群调查，初步判断污染物的影响程度。④ 利用已有的监测资料推断分析应设点的数量和方位。

（2）大气采样布点的原则和要求。① 采样点应设在整个监测区域的高、中、低三种不同污染物浓度的地方。② 在污染源比较集中、主导风向比较明显的情况下，应将污染源的下风向作为主要监测范围，布设较多的采样点，上风向布设少量采样点作为对照。③ 工业较密集的城区和工矿区、人口密度及污染物超标地区，要适当增设采样点；城市郊区和农村，人口密度小及污染物浓度低的地区，可酌情少设采样点。④ 采样点的周围应开阔，采样口水平线与周围建筑物高度的夹角应不大于 30°。测点周围无局部污染源，并避开树木及吸附能力较强的建筑物。交通密集区的采样点应设在距人行道边缘至少 1.5 m 处。⑤ 各采样点的设置条件要尽可能一致或标准化，使获得的监测数据具有可比性。⑥ 采样高度根据监测目的而定，研究大气污染对人体的危害，应将采样器或测定仪器设置于常人呼吸带高度，即采样口应在离地面 1.5～2 m 范围。

（3）采样点布点。① 功能区布点法：一个城市或一个区域可以按其功能分为工业区、居民区、交通稠密区、商业繁华区、文化区、清洁区、对照区等。各功能区的采样点数目的设置不要求平均，通常在污染集中的工业区、人口密集的居民区、交通稠密区应多设采样点。同时应在对照区或清洁区设置 1～2 个对照点。② 几何图形布点法，目前常用以下几种布设方法：a. 网格布点法。这种布点法是将监测区域地面划分成若干均匀网状方格，采样点设在两条直线的交点处或方格中心。每个方格为正方形，可从地图上均匀描绘，方格实地面积视所测区域大小、污染源强度、人口分布、监测目的和监测力量而定，一般在 1～9 km² 范围内布一个点。若主导风向明确，下风向设点应多一些，一般约占采样点总数的 60%。这种布点方法适用于有多个污染源，且污染源分布比较均匀的情况。b. 同心圆布点法。此种布点方法主要用于多个污染源构成的污染群，或污染集中的地区。此种布点是以污染源为中心画同心圆，半径视具体情况而定，再从同心圆画 45°夹角的射线若干，放射线与同心圆圆周的交点即是采样点。c. 扇形布点法。此种方法适用于主导风向明显的地区，或孤立的高架点源。以点源为顶点，主导风向为轴线，在下风向地面上划出一个扇形区域作为布点范围。扇形角度一般为 45°～90°。采样点设在距点源不同距离的若干弧线上，相邻两点与顶点连线的夹角一般取 10°～20°。

以上几种采样布点方法，可以单独使用，也可以综合使用，目的就是有代表性地反映污染物浓度，为大气监测提供可靠的样品。

（4）采样时间。① 日平均浓度的测定，每日应有 12～18 h 的采样时间（每天早、中、晚至少采样 3 次）。② 年平均浓度的测定：每月至少有分布均匀的 5～12 个日均值。③ 一次最大浓度的测定：在生产负荷最大、气象条件最不利于污染物扩散时，在污染源的下风侧采样，当风向改变时应停止采样。

（三）室内空气采样

1. 采样点

公共场所 100 m² 设 2～3 个点；居室面积＜10 m² 设 1 个点，10～25 m² 设 2 个

点,25～50 m² 设 3～4 个点。一般采样点分布均匀,两点之间相距 5 m 左右,采样点高 1.5 m,离墙大于 1 m,离门窗一定距离。

2. 采样时间

(1) 长期累计浓度的监测:采样>24 h。

(2) 短期浓度的监测:采样时间为几分钟至 1 h。

(3) 监测持续时间安排:每次不应少于 7 天(包括一个星期天)。短期采样频率一般每天不少于 8 次,每次不少于 0.5 h。

(四) 空气采样体积的测量和流量计的校准

1. 空气采样体积的测量

(1) 直接采样法:采样时,通过校准仪器就可以准确知道体积。

(2) 有动力采样法:空气采样体积 = 流量×采样时间。

(3) 标准状态下的采样体积换算:

$$V_0 = V_t \times \frac{T_0}{T} \times \frac{P}{P_0} = V_t \times \frac{273}{273 + t} \times \frac{P}{101.3}$$

式中,V_0:标准状态(T_0、P_0)下的采气体积(L);V_t:温度为 t ℃时的采气体积(L);P:采样点的大气压(kPa);t:采样点的温度(℃)。

2. 流量计的校准

目前采样器常用的是转子流量计,现以皂膜流量计校正气体采样器所带的转子流量计为例(图 1.10)。

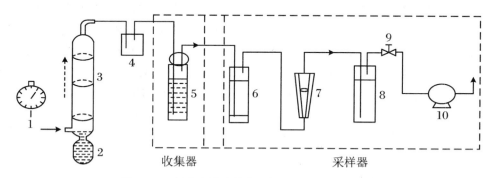

图 1.10　皂膜流量计校准采样系列中转子流量计

1. 秒表;2. 装有皂液的橡皮球;3. 皂膜流量计;4. 皂膜捕集器;5. 吸收管;6. 滤水井;
7. 转子流量计;8. 缓冲瓶(500 mL);9. 针阀;10. 抽气泵

当空气流经皂膜流量计时,捏一下皂膜流量计下端装有皂液的橡皮球,使管的下端产生一个皂膜,它会在气流的带动下向管上方移动,此时用秒表记录皂膜通过一定容积所用时间,即可计算出流量,即转子流量计的实际流量。

(五)采样效率及其评价

1. 评价气态和蒸气态采样效率的方法

(1)绝对比较法。精确配制一个已知浓度为 c_0 的标准气体,用所选用的采样方法采集,测定被采集的污染物浓度(c_1),其采样效率(K)为

$$K = \frac{c_1}{c_0} \times 100\%$$

用这种方法评价采样效率虽然比较理想,但因配制已知浓度的标准气体有困难,在实际应用时受到限制。

(2)相对比较法。配制一个恒定的但不要求知道待测污染物准确浓度的气体样品,用 2~3 个采样管串联起来采集所配制的样品。采样结束后,分别测定各采样管中污染物的浓度,其采样效率(K)为

$$K = \frac{c_1}{c_1 + c_2 + c_3} \times 100\%$$

式中,c_1、c_2、c_3 分别为第一个、第二个和第三个采样管中污染物的实测浓度。

用此法计算采样效率时,要求第二管和第三管的浓度之和相比于第一管是极小的,这样三个管的浓度之和就近似等于所配制的气体浓度。

2. 评价气溶胶采样效率的方法

评价气溶胶采样效率的方法有两种:一种是用采集颗粒数效率表示,即所采集到的颗粒物粒数占总颗粒物数的百分数;另一种是质量采样效率,即所采集到的颗粒物质量占颗粒物总质量的百分数。只有全部颗粒物的大小相同时,这两种采样效率在数值上才相等。但是,实际上这种情况是不存在的,而粒径几微米以下的小颗粒物的颗粒数总是占大部分,而按质量计算却只占小部分,故质量采样效率总是大于颗粒数采样效率。在空气监测中,评价采集颗粒物方法的采样效率多用质量采样效率表示。

(六)大气中被测组分浓度的表示方法

(1)物质的质量浓度。

(2)物质的相对浓度。

(黄月娥)

实验二　水样采集及水中"三氮"的测定、水质分析仪的应用

一、水样的采集

 实验目的

（1）了解水样的管理。
（2）熟悉水样采集仪器的使用。
（3）掌握水样采集方法。

 实验仪器

水桶，单层采水瓶，直立式采水器，水摇泵，电动采水泵及深层采水器等。

 实验内容与方法

（一）采样准备工作

主要包括采样容器的准备、采样容器的洗涤、采样工具（采样器）的准备等。

1. 采样容器的准备

要求容器材质的化学稳定性好，保证水样组分在储存期间不发生变化。抗破裂、抗极端温度性能好。容器口密封性能好，容易开启，便于清洗和反复使用。

2. 采样容器的洗涤

一般洗涤方法是用清水和洗涤剂清洗，先除去容器上的灰尘和油垢，用自来水冲洗干净后再用稀硝酸浸泡数小时，最后用自来水和蒸馏水冲洗 2～3 遍。

3. 采样工具的准备

采集表层水样最简单的采样工具就是水桶，其他有单层采水瓶、直立式采水器、水摇泵、电动采水泵及深层采水器等。它们也能用于深层水采样。

4. 水上交通工具的准备

对较大的河流、湖泊、水库采样，要准备水上交通工具，最好有专用的监测船或

采样船。若条件不允许,也要备好一般的船只,但要考虑其安全性、灵活性,可到达任一采样位置。

(二)水样采集

1. 样品的类型

(1)瞬时样品。已知水体的组成在较长的时间与较大的范围内是稳定的,可采取瞬时样品。

(2)混合样品。在同一采样点于不同时间采集的瞬时样品的混合样品,这种样品对观察平均浓度是很有用的。

(3)综合样品。把从不同采样点同时采集的各个瞬时水样混合起来所得到的样品。根据一定的目的,分析同时取自不同采样点的混合样品。

2. 水样的采集量

不同测定项目对水样量有不同的要求。应该适当增加 20%~30% 的过量水样量作为实际采样量。测定氨氮的水样量为 400 mL,亚硝酸盐为 50 mL,硝酸盐为 100 mL。

3. 采样水样时现场测定项目及水文参数的测量

测定项目一般包括水温、pH、溶解量、电导率、氧化还原电位等;水文测量的内容还要包括水位、流速、流量等。

(三)水样的保存

按照正确方法采集了所需的水样后,要使各种干扰因素的影响降到最低程度,减少水样组分的变化。为保证水样检测结果正确无误,应该缩短从采样到分析的间隔时间。如果做不到现场分析,除尽量缩短水样的运送时间外,还需采取水样进行保存。测定"三氮"水样的冷藏保存方法要求水样在 4 ℃ 左右保存,最好放在暗处或冰箱中,以抑制微生物的活动,减缓物理作用和化学作用的速度。这种保存方法对之后的分析测定没有影响。

(四)水样的管理和运送

为了避免水样污染、损坏和丢失,必须在采样后做好管理和运送工作。除在采样的同时填写采样记录外,样品加入保存剂后还要填写样品标签。标签的内容包括:样品编号、采样时间、采样断面、采样点、加入保存剂种类及数量、监测项目、采样者。标签要与采样记录核对,然后须写样品登记表。样品登记表内容包括:样品名称、编号、采样断面及采样点,采样时间,加入保存剂种类及数量,监测项目,送样人员(签名),接收样品人员(签名)。

 实验注意事项

1. 采样水样的注意事项

(1) 做好采集记录,采样前印制好详细的记录表。在采样的同时,要认真填写采样记录表。内容包括:水体(河流、湖泊、水库)名称、采样地点、样品编号、采样日期、天气、温度、水位、流速、现场监测项目、采样人姓名(表1.1)。

表 1.1　采样现场数据记录表

水体名称_____;天气_____;水位_____;流速_____

现场数据记录					采样者_____		
采样地点	样品编号	采样日期	时间		pH	温度 (℃)	其他参数
			采样开始	采样结束			

(2) 按水样存储时间的要求,采样时要加入相应的保存剂。氨氮、亚硝酸盐氮、硝酸盐氮加保存剂 H_2SO_4 至 pH<2,可保存 24 h。

(3) 采样前,容器应先用混合均匀的水样洗涤 2～3 次,然后正式取样。

(4) 在较浅的小河或靠近岸边采集水样时,要注意避免搅动附近的沉积物而使水样受到污染。此时应从下游向上游方向依次采样。

(5) 采集表层水样时,应注意不能混入漂浮于水面上的物质。

(6) 如采集有代表性的地下水样品,需考虑地理、气象、地质、水文、生态、环境等综合性因素。

2. 样品运送过程中的注意事项

(1) 根据采样记录和样品标签清点样品,以防搞错或遗失。

(2) 样品容器要密封。

(3) 做好样品包装工作,防止因运送过程中的晃动、碰撞而导致样品损失或沾污。

(4) 需冷藏的样品应放在有制冷剂的隔热容器内。

(5) 水样品安全送达化验室后,接送样品人员要办理交接手续。

二、水中氨氮的测定

 实验目的

(1) 了解本次实验的操作步骤及注意事项。

(2) 熟悉氮化合物的转化过程,以及氮化合物与污染物自净的关系。

(3) 掌握水中氨氮、亚硝酸盐氮、硝酸盐氮的测定原理。

(一)水中氨氮的测定(纳氏直接比色法)

 实验原理

碘化汞和碘化钾的碱性溶液与氨反应生成淡棕色胶态化合物,此颜色在较宽的波长范围内具有强烈吸收的特性。通常测量波长在 410～425 nm 范围。

 实验仪器和试剂

1. 仪器

500 mL 全玻璃蒸馏器,25 mL 具塞比色管,分光光度计。

2. 试剂

本法所有试剂均需用不含氨的纯水配制。无氨水可用一般纯水通过强酸性阳离子交换树脂或加硫酸和高锰酸钾后重蒸馏制得。

(1) 纳氏试剂:称取 16 g 氢氧化钠,溶于 50 mL 水中,充分冷却至室温。另称取 10 g 碘化汞(HgI_2)及 7g 碘化钾(KI)溶于水,将此溶液缓缓倾入已冷却的氢氧化钠溶液中,并不停搅拌,定容至 100 mL,贮于棕色瓶中,用橡皮塞塞紧,避光保存。

(2) 酒石酸钾钠溶液:称取 50 g 酒石酸钾钠($KNaC_4H_4O_6·4H_2O$)溶于水中,加热煮沸至不含氨为止,冷却后再用纯水补充至 100 mL。

(3) 氨标准贮备液:将氯化铵(NH_4Cl)置于烘箱内,于 105 ℃烘烤 1 h,冷却后称取 3.819 g 溶于水,定容至 1000 mL。1 mg/mL 氨氮(N)是贮备液。

(4) 氨标准使用液(临用时配制):吸取 5.00 mL 氨氮贮备液,用纯水定容到 500 mL,10 μg/mL 氨氮(N)是标准溶液。

实验内容与方法

1．水样预处理

无色澄清的水样可直接测定,色度、浑浊度较高且含干扰物质较多的水样,需经过蒸馏或混凝沉淀等预处理后方可检测。

混凝沉淀:取 200 mL 水样,加入 2 mL 硫酸锌溶液,混匀。加入 0.8~1 mL 氢氧化钠,使 pH 为 10.5,静置数分钟,上清液过滤供比色用。

经硫酸锌和氢氧化钠沉淀的水样,静置后一般均能澄清。如必须过滤,应注意滤纸中的氨盐对水样的污染,必须预先将滤纸处理后再使用。

2．测定(分光光度计的使用)

(1)取 25 mL 澄清水样或经预处理的水样(如氨氮含量大于 0.1 mg,则取适量水样加纯水至 50 mL)于 25 mL 比色管中。

(2)另取 25 mL 比色管 1 支,加入氨氮标准溶液 0.4 mL,用纯净水稀释至 25 mL。

(3)向水样及标准溶液管内分别加入 0.5 mL 酒石酸钾钠溶液,混匀,再加 0.5 mL 纳氏试剂,混匀后放置 10 min,于 420 nm 波长下用 1 cm 比色皿,以纯水作参比测定;配制后溶液的单位为 μg /mL。

 实验注意事项

配制纳氏试剂时勿使碘化钾过剩。过量的碘离子将影响有色络合物的生成,使颜色变浅。贮存久的纳氏试剂,使用前应先用已知量的氨氮标准溶液显色,并核对应有的吸光度;加入试剂后 2 h 内不得出现浑浊,否则要重新配制。

(二)水中亚硝酸盐氮的测定(重氮化偶合比色法)

 实验原理

水中亚硝酸盐与对氨基苯磺酰胺反应生成重氮盐,再与盐酸 N-(1-萘基)-乙烯二胺发生偶合反应,生成紫色的偶氮染料,比色定量。

 实验仪器和试剂

1．仪器

50 mL 具塞比色管,分光光度计。

2. 试剂

亚硝酸盐氮标准溶液,氢氧化铝悬浮液,1%对氨基苯磺酰胺溶液,1%盐酸 N-(1-萘基)-乙烯二胺溶液。试剂配制方法如下:

(1) 亚硝酸盐氮标准溶液。称取 0.2463 g 亚硝酸钠($NaNO_2$)在干燥器内放置 24 h,溶于纯水中,并定容至 1000 mL。每升加 2 mL 氯仿保存。此溶液亚硝酸盐氮量浓度为 50 $\mu g/mg$,为贮备液。取贮备液 10 mL,用纯水稀释至 500 mL,再从中吸取出 10 mL,用纯水定容至 100 mL。此溶液亚硝酸盐氮量浓度为 0.1 $\mu g/mL$,是标准溶液。

(2) 氢氧化铝悬浮液。称取 125 g 硫酸铝钾[$KAl(SO_4)_2 \cdot 12H_2O$]或硫酸铝铵[$NH_4Al(SO_4)_2 \cdot 12H_2O$],溶于 1000 mL 纯水中,加热至 60 ℃,慢慢加入 55 mL 浓氨水,使氢氧化铝沉淀。充分搅拌后静置,弃去上清液。反复用纯水洗涤沉淀,至倾出液无氯离子(用硝酸银检定)为止,最后加入 300 mL 纯水成悬浮液。使用前振荡均匀。

(3) 1%对氨基苯磺酰胺溶液。称取 5 g 对氨基苯磺酰胺($NH_2C_6H_4SO_3NH_2$)溶于盐酸 350 mL(1+6)中,用纯水稀释至 500 mL。此试剂可稳定数日。

(4) 1%盐酸 N-(1-萘基)-乙烯二胺溶液。称取 0.5 g 盐酸 N-(1-苯基)-乙烯二胺($CHNHCHCHCNH \cdot 2HCl$,又称 N-甲萘基盐酸二氨基乙烯,简称 NEDD),溶于 500 mL 纯水中。贮于棕色瓶内,放冰箱内保存,可稳定数周。如变为深棕色,则应弃之重配。

 实验内容与方法

若水样浑浊或色度较深,可先取 100 mL,加入 2 mL 氢氧化铝悬浮液,搅拌后静置数分钟,过滤。

(1) 先将水样或经处理后的水样取 25 mL,置于比色管中。

(2) 另取 25 mL 比色管 1 支,分别加入亚硝酸盐氮标准溶液 1 mL,用纯水稀释至 25 mL。

(3) 向水样及标准色列管中分别加入 1 mL 对氨基苯磺酰胺溶液,摇匀后放置 2~8 min。再加入 1 mL 盐酸 N-(1-萘基)-乙烯二胺溶液,立即混匀。

(4) 在 540 nm 波长下,用 1 cm 比色皿以纯水参比,在 10 min~2 h 内,用分光光度计测定。如亚硝酸盐氮浓度低于 4 $\mu g/L$,改用 3 cm 比色皿。

（三）硝酸盐氮（二磺酸酚比色法）

 实验原理

硝酸盐在无水情况下与二磺酸酚反应,生成硝基二磺酸酚,在碱性溶液中产生分子重排,生成黄色化合物,采用比色定量。

水中含氯化物、亚硝酸盐、铵盐或水样有色可干扰测定,需做适当的预处理。

 实验仪器和试剂

1. 仪器

100 mL 瓷蒸发皿,50 mL 具塞比色管,250 mL 三角瓶,分光光度计。

2. 试剂

（1）二磺酸酚:称取 15 g 精制苯酚,置于 250 mL 三角瓶中,加 105 mL 浓硫酸使之溶解,瓶口插一小漏斗,置于沸水内加热 6 h,得淡棕色稠液,密封贮于棕色瓶中。

（2）精制的苯酚:将盛有苯酚的容器于热水中加热,融化后倾出适量置于具有空气冷凝管的蒸馏瓶中,加热蒸馏,收集于 182～184 ℃ 的蒸出部分,冷却后应为无色纯净的结晶,置棕色瓶中,于冷暗处保存。

（3）硝酸盐氮标准贮备液:称取 7.218 g 硝酸钾（KNO_3）,105～110 ℃ 烘 1 h,溶于纯水中,并定容至 1000 mL,混匀,加 2 mL 氯仿作保存剂,至少可稳定 6 个月。此溶液 1 mL 含 1 mg 硝酸盐氮。

（4）硝酸盐氮标准应用溶液:吸取硝酸盐氮标准贮备液 5 mL,置于蒸发皿内,加 0.1 mol/L 氢氧化钠溶液,调至 pH = 8,水浴加热蒸干。然后加入二磺酸酚 2 mL,迅速用玻璃棒研磨蒸发皿内壁,使残渣与二磺酸酚充分接触,放置 30 min,加入少量纯水,移入 500 mL 容量瓶中,再用纯水冲洗蒸发皿,合并于容量瓶中,最后用纯水稀释至标线,混匀。此溶液 1.00 mL 含 10.0 μg 硝酸盐氮。

（5）硫酸银溶液:称取 4.397 g 硫酸银（Ag_2SO_4）,溶于纯水中,定容至 1000 mL。此溶液 1 mL 可去除 1 mg 氯离子（Cl^-）。

（6）0.5 mol/L 硫酸溶液:取 2.8 mL 浓硫酸,加入适量纯水中,稀释至 100 mL。

（7）1 mol/L 氢氧化钠溶液:称取 40 g 氢氧化钠,溶于适量纯水中,稀释至 1000 mL。

（8）0.02 mol/L 高锰酸钾溶液:将 0.316 g 高锰酸钾溶于纯水中,稀释至

100 mL。

（9）浓氨水。

（10）乙二胺四乙酸二钠溶液：称取 50 g 乙二胺四乙酸二钠（EDTA-2Na），用 20 mL 纯水调成糊状，加入 60 mL 浓氨水，充分混合，使之溶解。

（11）氢氧化铝悬浮液（见亚硝酸盐测定）。

 实验内容与方法

1. 实验步骤

（1）水样的预处理。计算水样体积时应将预处理所加各种溶液的体积扣除。

① 去除颜色：取 100 mL 水样于 100 mL 具塞量筒中，加 2 mL 氢氧化铝悬浮液，密塞充分振荡，静置数分钟，澄清后过滤，弃去 20 mL 最初滤液。

② 去除浊度：如水样有悬浮物，可用 0.45 μm 孔径的滤膜过滤去除。

③ 去除氯化物：取 100 mL 水样于 250 mL 三角瓶中，根据已测出的氯化物含量，加入相当量的硫酸银溶液，然后将三角瓶置于 80 ℃ 左右的水浴加热，用力振摇，使氯化银沉淀充分凝聚，冷却后用慢速滤纸过滤去除。

④ 去除亚硝酸盐氮影响：水样中亚硝酸盐氮含量超过 0.2 mg/L，则取 100 mL 水样，加 1 mL 硫酸溶液（0.5 mol/L），混匀后滴加 0.02 mol/L 高锰酸钾溶液，至淡红色保持 15 min 不褪为止，使亚硝酸盐氮氧化为硝酸盐，最后从测定结果中减去这一部分亚硝酸盐氮量。

（2）蒸发。取 25 mL 原水样或经预处理的澄清水样，置于蒸发皿中，用 pH 试纸检查，必要时用硫酸或氢氧化钠溶液调节至微碱性（pH≈8），水浴蒸发至干。

（3）硝化。取下蒸发皿，加入 1 mL 二磺酸酚，用玻璃棒研磨，使二磺酸酚与蒸发皿内残渣充分接触，放置片刻，再研磨一次，静置 10 min，加入约 10 mL 的水。

（4）显色。在搅拌下向蒸发皿内滴加 3～4 mL 浓氨水，使溶液呈现最深的黄色。如有沉淀产生，可过滤；或滴加 EDTA-2Na 溶液至沉淀溶解。将溶液移入 50 mL 比色管中，用纯水稀释至标线，混匀。

（5）标准管液体配制。另取 10 支 50 mL 比色管，分别加入硝酸盐氮标准应用溶液 0 mL，0.1 mL，0.3 mL，0.5 mL，0.7 mL，1 mL，3 mL，5 mL，7 mL 和 10 mL，各加 1 mL 二磺酸酚，再各加 10 mL 纯水，在搅拌下滴加 3～4 mL 浓氨水至溶液的颜色最深，然后加纯水至刻度。

（6）比色。于 420 nm 波长下以纯水为参比，测定样品管和标准管的吸光度。取标准溶液量为 0～1.5 mL 的标准系列用 3 cm 比色皿测定；0～10 mL 的用 1 cm 比色皿测定。

（7）绘制校准曲线。在曲线上查出样品管中硝酸盐氮的含量。

2. 结果与计算

$$C = \frac{M}{V_1 \times \dfrac{100}{100 + V_2}}$$

式中，C：水样中硝酸盐氮（N）浓度（mg/L）；M：从校准曲线上查得的样品管中硝酸盐氮的含量（μg）；V_1：水样体积（mL）；V_2：去除氯离子时加入硫酸银溶液的体积（mL）。

 实验报告撰写要求

（1）实验目的。
（2）实验原理。
（3）实验结果应用和评价。

三、XZ-0142 型多参数水质分析测试仪

 实验目的

（1）了解 XZ-0142 型水质分析测试仪的应用。
（2）熟悉 XZ-014 型水质分析测试仪的使用。
（3）掌握色度、总氯、溶解氧、氨氮（以 N 计）等物质的测定方法。

 实验仪器和试剂

XZ-0142 型水质分析测试仪。XZ-0142 型水质分析测试仪可用于测定饮用水的浊度、色度及水中悬浮物、余氯、总氯、化合氯、二氧化氯、溶解氧、氨氮（以 N 计）、亚硝酸盐（以 N 计）、铬、铁、锰、铜、镍、铝、锌、硫酸盐、磷酸盐、硝酸盐氮、氟化物、阴离子洗涤剂、臭氧等的参数，广泛用于水厂、食品、化工、冶金、环保及制药行业等。

1. XZ-0142 型水质分析测试仪技术参数

具体技术参数见表 1.2。

表 1.2　XZ-0142 型水质分析测试仪技术参数

序号	显示	测量范围	对应试剂	分辨率	示值误差
1	余氯	0～2.5 mg/L	余氯试剂	0.01 mg/L	±5% Fs
2	总氯	0～10 mg/L		0.01 mg/L	±5% Fs
3	低色度	0～100 CU	不需试剂	0.01 CU	±5% Fs
4	高色度	0～500 CU		0.01 CU	±5% Fs
5	高氨氮	0～50 mg/L	Ⅰ、Ⅱ	0.01 mg/L	±5% Fs
6	低氨氮	0～10 mg/L		0.01 mg/L	±5% Fs
7	磷酸盐	0～2 mg/L	Ⅰ、Ⅱ、Ⅲ	0.01 mg/L	±5% Fs
8	溶解氧	0～12 mg/L	Ⅰ、Ⅱ、Ⅲ	0.01 mg/L	±5% Fs
9	铬	0～0.5 mg/L	Ⅰ、Ⅱ、Ⅲ	0.01 mg/L	±5% Fs
10	锰	0～0.5 mg/L	Ⅰ、Ⅱ、Ⅲ	0.01 mg/L	±5% Fs
11	铁 5.0	0～5 mg/L	Ⅰ、Ⅱ、Ⅲ	0.01 mg/L	±5% Fs
12	铁 0.8	0～0.8 mg/L		0.01 mg/L	±5% Fs
13	铜	0～2 mg/L	Ⅰ、Ⅱ	0.01 mg/L	±5% Fs
14	镍	0～1 mg/L	Ⅰ、Ⅱ、Ⅲ	0.01 mg/L	±5% Fs
15	铝	0～0.4 mg/L	Ⅰ、Ⅱ、Ⅲ、Ⅳ、Ⅴ、Ⅵ、Ⅶ	0.01 mg/L	±5% Fs
16	锌	0～3 mg/L	Ⅰ、Ⅱ	0.01 mg/L	±5% Fs
17	DPD 总氯	0～2.5 mg/L	DPD 总氯试剂	0.01 mg/L	±5% Fs
18	浊度 1000	0～1000 NTU	不需试剂	0.01 NTU	±5% Fs
19	浊度 20	0～20 NTU		0.01 NTU	±5% Fs
20	DPD 余氯	0～2.5 mg/L	DPD 余氯试剂	0.01 mg/L	±5% Fs
21	低悬浮物	0～100 ppm	不需试剂	0.01 ppm	±5% Fs
22	高悬浮物	0～1000 ppm		0.01 ppm	±5% Fs
23	二氧化氯	0～2 mg/L	二氧化氯试剂	0.01 mg/L	±5% Fs
24	亚硝酸盐氮	0～0.3 mg/L	Ⅰ、Ⅱ	0.01 mg/L	±5% Fs
25	硫酸盐	0～300 mg/L	Ⅰ、Ⅱ、Ⅲ	0.01 mg/L	±5% Fs
26	总磷	0～5 mg/L	Ⅰ、Ⅱ、Ⅲ、Ⅳ	0.01 mg/L	±5% Fs
27	硝酸盐氮	0～20 mg/L	Ⅰ、Ⅱ、Ⅲ	0.01 mg/L	±5% Fs

续表

序号	显示	测量范围	对应试剂	分辨率	示值误差
28	氟化物	0～2 mg/L	Ⅰ、Ⅱ、Ⅲ	0.01 mg/L	±5% Fs
29	洗涤剂	0～1 mg/L	Ⅰ、Ⅱ	0.01 mg/L	±5% Fs
30	臭氧	0～2.5 mg/L	臭氧试剂	0.01 mg/L	±5% Fs
31	化合氯	总氯-余氯			
32	备用 1	0～100%			
33	备用 2	0～100%			
34	备用 3	0～100%			
35	备用 4	0～100%			

注:1. 36～42 为另配备产品。2. Fs 为满量程值

2. XZ-0142 型水质分析测试仪操作指南

面板按键说明,如图 1.11 所示。

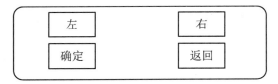

| 左 | 右 |
| 确定 | 返回 |

图 1.11　面板按键

左/右:选择;确定:进入;返回:返回/翻页

注:在开始使用前需先开机预热 3 min,勿在阳光直射下使用。

 实验内容与方法

1. 余氯的测定方法

(1) 打开电源开关,按"右"键至选择参数菜单,然后按"确定"键,仪器进入参数选择状态,再按左/右键,选择余氯,按"确定"键,仪器进入余氯测定状态。取零度水(纯净水)于小号玻璃样槽至上面的刻度线,用纸巾或软布将玻璃样槽上面的水迹和指纹擦干净,放入下面的样槽座,盖上样槽盖,选择清零菜单,按下"确定"键进行清零,清零结束后自动返回当前所选量程。

(2) 取被测水样于小号玻璃样槽至上面的刻度线,加入余氯试剂 5 滴,盖上白色塑料小盖子,摇匀,用纸巾或软布将玻璃样槽上面的水迹和指纹擦干净,放入下面样槽座,盖上样槽盖,选择读数菜单,按下"确定"键,等待几秒钟显示读数(余氯

值)即可。每次读数时都需选择读数菜单,按下"确定"键。

2.总氯的测定方法

(1)打开电源开关,按"右"键至选择参数菜单,然后按"确定"键,仪器进入参数选择状态,再按左/右键,选择总氯,按"确定"键,仪器进入总氯测定状态。取零度水于小号玻璃样槽至上面的刻度线,用纸巾或软布将玻璃样槽上面的水迹和指纹擦干净,放入下面样槽座,盖上样槽盖,选择清零菜单,按下"确定"键进行清零,清零结束后自动返回当前所选量程。

(2)取被测水样于小号玻璃样槽至上面的刻度线,加入余氯试剂5滴,盖上白色塑料小盖子,摇匀后静置10 min。用纸巾或软布将玻璃样槽上面的水迹和指纹擦干净,放入下面样槽座,盖上样槽盖,选择读数菜单,按下"确定"键,等待几秒钟显示读数(总氯值)即可。每次读数时都需选择读数菜单,按下"确定"键。

3.低色度的测定方法

(1)打开电源开关,按"右"键至选择参数菜单,然后按"确定"键,仪器进入参数选择状态,再按左/右键,选择低色度,按"确定"键,仪器进入低色度测定状态。取零度水于大号玻璃样槽至上面的刻度线,用纸巾或软布将玻璃样槽上面的水迹和指纹擦干净,放入上面样槽座,盖上样槽盖,选择清零菜单,按下"确定"键进行清零,清零结束后自动返回当前所选量程。

(2)取被测水样于大号玻璃样槽至上面的刻度线,用纸巾或软布将玻璃样槽上面的水迹和指纹擦干净,放入上面样槽座,盖上样槽盖,选择读数菜单,按下"确定"键,等待几秒钟显示读数(色度值)即可。每次读数时都需选择读数菜单,按下"确定"键。

4.高色度的测定方法

(1)打开电源开关,按"右"键至选择参数菜单,然后按"确定"键,仪器进入参数选择状态,再按左/右键,选择高色度,按"确定"键,仪器进入高色度测定状态。取零度水于小号玻璃样槽至上面的刻度线,用纸巾或软布将玻璃样槽上面的水迹和指纹擦干净,放入下面样槽座,盖上样槽盖,选择清零菜单,按下"确定"键进行清零,清零结束后自动返回当前所选量程。

(2)取被测水样于小号玻璃样槽至上面的刻度线,用纸巾或软布将玻璃样槽上面的水迹和指纹擦干净,放入下面样槽座,盖上样槽盖,选择读数菜单,按下"确定"键,等待几秒钟显示读数(色度值)即可。每次读数时都需选择读数菜单,按下"确定"键。

5.高氨氮的测定方法

(1)打开电源开关,按"右"键至选择参数菜单,然后按"确定"键,仪器进入参数选择状态,再按左/右键,选择高氨氮,按"确定"键,仪器进入高氨氮测定状态。取零度水于小号玻璃样槽至上面的刻度线,用纸巾或软布将玻璃样槽上面的水迹和指纹擦干净,放入下面样槽座,盖上样槽盖,选择清零菜单,按下"确定"键进行清零,清零结束后自动返回当前所选量程。

(2)用移液器取被测水样 1.5 mL 于小号玻璃样槽,加纯水到玻璃样槽上面的刻度线,加入氨氮试剂Ⅰ 10 滴,盖上白色塑料小盖子,摇匀。再加氨氮试剂Ⅱ 10滴,盖上白色塑料小盖子,摇匀。静置 5 min 后,用纸巾或软布将玻璃样槽上面的水迹和指纹擦干净,放入下面样槽座,盖上样槽盖,选择读数菜单,按下"确定"键,等待几秒钟显示读数(氨氮值)即可。每次读数时都需选择读数菜单,按下"确定"键。

6. 低氨氮的测定方法

(1)打开电源开关,按"右"键至选择参数菜单,然后按"确定"键,仪器进入参数选择状态,再按左/右键,选择低氨氮,按"确定"键,仪器进入低氨氮测定状态。取零度水于小号玻璃样槽至上面的刻度线,用纸巾或软布将玻璃样槽上面的水迹和指纹擦干净,放入下面样槽座,盖上样槽盖,选择清零菜单,按下"确定"键进行清零,清零结束后自动返回当前所选量程。

(2)取被测水样于玻璃样槽至上面的刻度线,加入氨氮试剂Ⅰ 10 滴,盖上白色塑料小盖子,摇匀,再加氨氮试剂Ⅱ 10 滴,盖上白色塑料小盖子,摇匀静置 5 min,用纸巾或软布将玻璃样槽上面的水迹和指纹擦干净,放入下面样槽座,盖上样槽盖,选择读数菜单,按下"确定"键,等待几秒钟显示读数(氨氮值)即可。每次读数时都需选择读数菜单,按下"确定"键。

7. 磷酸盐的测定方法

(1)打开电源开关,按"右"键至选择参数菜单,然后按"确定"键,仪器进入参数选择状态,再按左/右键,选择磷酸盐,按"确定"键,仪器进入磷酸盐测定状态。取零度水于小号玻璃样槽至上面的刻度线,用纸巾或软布将玻璃样槽上面的水迹和指纹擦干净,放入下面样槽座,盖上样槽盖,选择清零菜单,按下"确定"键进行清零,清零结束后自动返回当前所选量程。

(2)取被测水样于小号玻璃样槽至上面刻度线,加入试剂Ⅰ 7 滴,盖上白色塑料小盖子,摇匀;再加入试剂Ⅱ一小勺,盖上白色塑料小盖子,摇动至试剂完全溶解,静置 1 min;加试剂Ⅲ 7 滴,盖上白色塑料小盖子,摇匀静置 15 min。用纸巾或软布将玻璃样槽上面的水迹和指纹擦干净,放入下面样槽盖,选择读数菜单,按下"确定"键,等待几秒钟显示读数(磷酸盐值)即可。每次读数时都需选择读数菜单,按下"确定"键。

8. 溶解氧的测定方法

(1) 打开电源开关,按"右"键至选择参数菜单,然后按"确定"键,仪器进入参数选择状态,再按左/右键,选择溶解氧,按"确定"键,仪器进入溶解氧测定状态。取零度水于小号玻璃样槽至上面的刻度线,用纸巾或软布将玻璃样槽上面的水迹和指纹擦干净,放入下面样槽座,盖上样槽盖,选择清零菜单,按下"确定"键进行清零,清零结束后自动返回当前所选量程。

(2) 将被测水样沿着反应瓶管壁缓慢倒入反应瓶中至满,加入试剂Ⅰ和试剂Ⅱ各 10 滴,拧上盖子上下颠倒转动几次(瓶内不允许有气泡),使瓶内溶液充分混合,静置使沉淀物沉至反应瓶三分之一左右,再次上下颠倒转动几次,之后静置使沉淀物沉至反应瓶三分之一左右,加入试剂Ⅲ 10 滴,拧上盖子上下颠倒转动几次,使瓶内沉淀物完全溶解(若不完全溶解,可再加试剂Ⅲ 1~2 滴)后,倒入小号玻璃样槽中,用纸巾或软布将玻璃样槽上面的水迹和指纹擦干净,放入下面样槽座,盖上样槽盖,选择读数菜单,按下"确定"键,等待几秒钟显示读数(溶解氧值)即可。每次读数时都需选择读数菜单,按下"确定"键。

9. 铬的测定方法

(1) 打开电源开关,按"右"键至选择参数菜单,然后按"确定"键,仪器进入参数选择状态,再按"返回"键翻页至有铬参数的页面,按左/右键,选择铬,按"确定"键,仪器便进入铬测定状态。取零度水倒入小号玻璃样槽至上面的刻度线,用纸巾或软布将玻璃样槽上面的水迹和指纹擦干净,放入下面样槽座,盖上样槽盖,选择清零菜单,按下"确定"键进行清零,清零结束后自动返回当前所选量程。

(2) 取被测水样于小号玻璃样槽至上面的刻度线,加入试剂Ⅰ半勺和试剂Ⅱ 7 滴,盖上白色塑料小盖子,摇匀后再加试剂Ⅲ 7 滴,盖上白色塑料小盖子,摇匀,静置 10 min。用纸巾或软布将玻璃样槽上面的水迹和指纹擦干净,放入下面样槽座,盖上样槽盖,选择读数菜单,按下"确定"键,等待几秒钟显示读数(铬值)即可。每次读数时都需选择读数菜单,按下"确定"键。

10. 锰的测定方法

(1) 打开电源开关,按"右"键至选择参数菜单,然后按"确定"键,仪器进入参数选择状态,再按"返回"键翻页至有锰参数的页面,按左/右键,选择锰,按"确定"键,仪器进入锰测定状态。取零度水于小号玻璃样槽至上面的刻度线,用纸巾或软布将玻璃样槽上面的水迹和指纹擦干净,放入下面样槽座,盖上样槽盖,选择清零菜单,按下"确定"键进行清零,清零结束后自动返回当前所选量程。

(2) 取被测水样于小号玻璃样槽上面的刻度线,加入试剂Ⅰ 14 滴,盖上白色塑料小盖子,摇匀;再加试剂Ⅱ 14 滴,盖上白色塑料小盖子,摇匀后放置 5 min;再加试剂Ⅲ一小勺,盖上白色塑料小盖子,摇匀静置 10 min。用纸巾或软布将玻璃样槽上面的水迹和指纹擦干净,放入下面样槽座,盖上样槽盖,选择读数菜单,按下"确定"键,等待几秒钟显示读数(锰值)即可。每次读数时都需选择读数菜单,按下"确定"键。

11．铁 5.0 的测定方法

(1)打开电源开关,按"右"键至选择参数菜单,然后按"确定"键,仪器进入参数选择状态,再按"返回"键翻页至有铁 5.0 参数的页面,按左/右键,选择铁 5.0,按"确定"键,仪器进入铁 5.0 测定状态。取零度水于玻璃样槽至上面的刻度线,用纸巾或软布将玻璃样槽上面的水迹和指纹擦干净,放入样槽座,盖上样槽盖,选择清零菜单,按下"确定"键进行清零,清零结束后自动返回当前所选量程。

(2)取被测水样于小号玻璃样槽上面的刻度线,加入试剂Ⅰ4 滴和试剂Ⅱ一小勺,盖上白色塑料小盖子,摇匀静置 2 min 后,再加试剂Ⅲ7 滴,盖上白色塑料小盖子,摇匀静置 5 min。用纸巾或软布将玻璃样槽上面的水迹和指纹擦干净,放入样槽座,盖上样槽盖,选择读数菜单,按下"确定"键,等待几秒钟显示读数(铁值)即可。每次读数时都需选择读数菜单,按下"确定"键。

12．铁 0.8 的测定方法

(1)打开电源开关,按"右"键至选择参数菜单,然后按"确定"键,仪器进入参数选择状态,再按"返回"键翻页至有铁 0.8 参数的页面。按左/右键,选择铁 0.8,按"确定"键,仪器进入铁 0.8 测定状态。取零度水于小号玻璃样槽至上面的刻度线,用纸巾或软布将玻璃样槽上面的水迹和指纹擦干净,放入下面样槽座,盖上样槽盖,选择清零菜单,按下"确定"键进行清零,清零结束后自动返回当前所选量程。

(2)取被测水样于小号玻璃样槽至上面的刻度线,加入试剂Ⅰ4 滴和试剂Ⅱ一小勺,盖上白色塑料小盖子,摇匀静置 2 min 后,再加试剂Ⅲ7 滴,盖上白色塑料小盖子,摇匀静置 5 min。用纸巾或软布将玻璃样槽上面的水迹和指纹擦干净,放入下面样槽座,盖上样槽盖,选择读数菜单,按下"确定"键,等待几秒钟显示读数(铁值)即可。每次读数时都需选择读数菜单,按下"确定"键。

13．铜的测定方法

(1)打开电源开关,按"右"键至选择参数菜单,然后按"确定"键,仪器进入参数选择状态,再按"返回"键翻页至有铜参数的页面,按左/右键,选择铜,按"确定"键,仪器进入铜测定状态。取零度水于小号玻璃样槽至上面的刻度线,用纸巾或软布将玻璃样槽上面的水迹和指纹擦干净,放入下面样槽座,盖上样槽盖,选择清零菜单,按下"确定"键进行清零,清零结束后自动返回当前所选量程。

(2)取被测水样于小号玻璃样槽至上面的刻度线,加入试剂Ⅰ3 滴,盖上白色塑料小盖子,摇匀;再加试剂Ⅱ7滴,盖上白色塑料小盖子,摇匀静置 15 min。用纸巾或软布将玻璃样槽上面的水迹和指纹擦干净,放入样槽座,盖上样槽盖,选择读数菜单,按下"确定"键,等待几秒钟显示读数(铜值)即可。每次读数时都需选择读数菜单,按下"确定"键。

14. 镍的测定方法

(1)打开电源开关,按"右"键至选择参数菜单,然后按"确定"键,仪器进入参数选择状态,再按"返回"键翻页至有镍参数的页面,按左/右键,选择镍,按"确定"键,仪器进入镍测定状态。取零度水于小号玻璃样槽至上面的刻度线,用纸巾或软布将玻璃样槽上面的水迹和指纹擦干净,放入下面样槽座,盖上样槽盖,选择清零菜单,按下"确定"键进行清零,清零结束后自动返回当前所选量程。

(2)取被测水样于小号玻璃样槽至上面的刻度线,加入镍试剂Ⅰ4滴,盖上白色塑料小盖子,摇匀;加镍试剂Ⅱ7滴,盖上白色塑料小盖子,摇至水样黄色消失;再加镍试剂Ⅲ7滴,盖上白色塑料小盖子,摇匀静止 10 min。用纸巾或软布将玻璃样槽上面的水迹和指纹擦干净,放入样槽座,盖上样槽盖,选择读数菜单,按下"确定"键,等待几秒钟显示读数(镍值)即可。每次读数时都需选择读数菜单,按下"确定"键。

15. 铝的测定方法

(1)取两支 50 mL 具塞比色管,用硝酸(1+9)溶液浸泡除铝,约 0.5 h 后用去离子水冲洗干净。

(2)在上述两支 50 mL 具塞比色管中,一支加去离子水 25 mL 作为零度水,另一支加被测水样 25 mL,向两管各滴加一滴试剂Ⅰ混匀,滴加试剂Ⅱ至溶液变为浅黄色,然后滴加试剂Ⅲ至黄色消失,再多加 2 滴试剂Ⅲ。之后向两管中分别加入 3 mL 试剂Ⅳ,混匀,再加入 1 mL 试剂Ⅴ、2 mL 试剂Ⅵ、3 mL 试剂Ⅶ,加去离子水稀释至 50 mL,混匀,放置 30 min,准备测定。

(3)打开电源开关,按"右"键至选择参数菜单,然后按"确定"键,仪器进入参数选择状态,再按"返回"键翻页至有铝参数的页面,按左/右键,选择铝,按"确定"键,仪器进入铝测定状态。将上述加入试剂的零度水倒入玻璃样槽至上面的刻度线,用纸巾或软布将玻璃样槽上面的水迹和指纹擦干净,放入样槽座,盖上样槽盖,选择清零菜单,按下"确定"键进行清零,清零结束后自动返回当前所选量程。

(4)将上述加入试剂的被测水样倒入玻璃样槽至上面的刻度线,用纸巾或软布将玻璃样槽上面的水迹和指纹擦干净,放入样槽座,盖上样槽盖,选择读数菜单,按下"确定"键,等待几秒钟显示读数(铝值)即可。每次读数时都需选择读数菜单,按下"确定"键。

16. 锌的测定方法

锌试剂Ⅱ的配法:用量筒量取 100 mL 无水乙醇加入锌试剂Ⅱ的塑料瓶中,盖上盖子摇动几下,放置过夜。第二天,试剂瓶中若没有固体颗粒,将溶液摇匀使用,试剂溶液可保存一个月。

(1) 取两支 10 mL 比色管,一支加去离子水 5 mL 作为零度水,另一支加被测水样 5 mL,再向两支比色管中各加入锌试剂Ⅰ 3 mL、锌试剂Ⅱ 3 mL,振摇,放置 10 min,等待测定。

(2) 打开电源开关,按"右"键至选择参数菜单,然后按"确定"键,进入参数选择状态,再按"返回"键翻页至有锌参数的页面,按左/右键,选择锌,按"确定"键,进入锌测定状态。将上述加入试剂的零度水倒入玻璃样槽至上面的刻度线,用纸巾或软布将玻璃样槽上面的水迹和指纹擦干净,立即放入仪器下面的样槽座,盖上样槽盖,选择清零菜单,按下"确定"键进行清零,清零结束后自动返回当前所选量程。

(3) 将上述加入试剂的被测水样倒入玻璃样槽至上面的刻度线,用纸巾或软布将玻璃样槽上面的水迹和指纹擦干净,立即将玻璃样槽放入样槽座,盖上样槽盖,选择读数菜单,按下"确定"键,等待几秒钟显示读数(锌值)即可。每次读数时都需选择读数菜单,按下"确定"键。

注意:清零和读数时动作一定要快,以防比色皿中产生气泡,若产生气泡可用手敲打比色皿表面,使气泡上浮,直至比色皿中没有气泡,再放入样槽座清零和读数。

17. DPD 总氯的测定方法

(1) 打开电源开关,按"右"键至选择参数菜单,然后按"确定"键,仪器进入参数选择状态,再按"返回"键翻页至有 DPD 总氯参数的页面,按左/右键,选择 DPD 总氯,按"确定"键,仪器进入 DPD 总氯测定状态。取蒸馏水(去离子水)于小号玻璃样槽至上面的刻度线,加入 DPD 余氯试剂一平勺(黑色小勺在试剂瓶瓶口处刮平),盖上白色塑料小盖子,摇匀静置 2 min,用纸巾或软布将玻璃样槽上面的水迹和指纹擦干净,放入下面样槽座,盖上样槽盖,选择清零菜单,按下"确定"键进行清零,清零结束后自动返回当前所选量程。

(2) 取出玻璃样槽,将里面的蒸馏水倒掉洗净,被测水样倒入小号玻璃样槽至上面的刻度线,加入 DPD 余氯试剂一平勺盖上白色塑料小盖子,摇匀,再加入 DPD 总氯试剂一勺,盖上白色塑料小盖子,摇匀溶解后放置 2 min。用纸巾或软布将玻璃样槽上面的水迹和指纹擦干净,放入样槽座,盖上样槽盖,选择读数菜单,按下"确定"键,等待几秒钟显示读数(DPD 总氯值)即可。每次读数时都需选择读数菜单,按下"确定"键。

18．浊度 1000 的测定方法

（1）打开电源开关，按"右"键至选择参数菜单，然后按"确定"键，仪器进入参数选择状态，再按"返回"键翻页，至有浊度 1000 参数的页面，按左/右键，选择浊度 1000，按"确定"键，仪器进入浊度 1000 测定状态。取零度水于大号玻璃样槽至上面的刻度线，用纸巾或软布将玻璃样槽上面的水迹和指纹擦干净，放入上面样槽座，盖上样槽盖，选择清零菜单，按下"确定"键进行清零，清零结束后自动返回当前所选量程。

（2）取被测水样于大号玻璃样槽至上面的刻度线，用纸巾或软布将玻璃样槽上面的水迹和指纹擦干净，放入上面样槽座，盖上样槽盖，选择读数菜单，按下"确定"键，等待几秒钟显示读数（浊度值）即可。每次读数时都需选择读数菜单，按下"确定"键。

19．浊度 20 的测定方法

（1）打开电源开关，按"右"键至选择参数菜单，然后按"确定"键，仪器进入参数选择状态，再按"返回"键翻页，至有浊度 20 参数的页面，按左/右键，选择浊度 20，按"确定"键，仪器进入浊度 20 测定状态。取零度水于大号玻璃样槽至上面的刻度线，用纸巾或软布将玻璃样槽上面的水迹和指纹擦干净，放入上面样槽座，盖上样槽盖，选择清零菜单，按下"确定"键进行清零，清零结束后自动返回当前所选量程。

（2）取被测水样于大号玻璃样槽至上面的刻度线，用纸巾或软布将玻璃样槽上面的水迹和指纹擦干净，放入上面样槽座，盖上样槽盖，选择读数菜单，按下"确定"键，等待几秒钟显示读数（浊度值）即可。每次读数时都需选择读数菜单，按下"确定"键。

20．DPD 余氯的测定方法

（1）打开电源开关，按"右"键至选择参数菜单，然后按"确定"键，仪器进入参数选择状态，再按"返回"键翻页至有 DPD 余氯参数的页面，按左/右键，选择 DPD 余氯，按"确定"键，仪器进入 DPD 余氯测定状态。取蒸馏水于小号玻璃样槽至上面的刻度线，加入 DPD 余氯试剂一平勺，盖上白色塑料小盖子，摇匀静置 2 min。用纸巾或软布将玻璃样槽上面的水迹和指纹擦干净，放入下面样槽座，盖上样槽盖，选择清零菜单，按下"确定"键进行清零，清零结束后自动返回当前所选量程。

（2）取出玻璃样槽，将里面的蒸馏水倒掉洗净，被测水样倒入小号玻璃样槽至上面的刻度线，加入 DPD 余氯试剂一平勺，盖上白色塑料小盖子，摇匀静置 2 min。用纸巾或软布将玻璃样槽上面的水迹和指纹擦干净，放入样槽座，盖上样槽盖，选择读数菜单，按下"确定"键，等待几秒钟显示读数（DPD 余氯值）即可。每次读数

时都需选择读数菜单,按下"确定"键。

21．低悬浮物的测定方法

（1）打开电源开关,按"右"键至选择参数菜单,然后按"确定"键,仪器进入参数选择状态,再按"返回"键翻页至有低悬浮物参数的页面,按左/右键,选择低悬浮物,按"确定"键,仪器进入低悬浮物测定状态。取零度水于大号玻璃样槽至上面的刻度线,用纸巾或软布将玻璃样槽上面的水迹和指纹擦干净,放入上面样槽座,盖上样槽盖,选择清零菜单,按下"确定"键进行清零,清零结束后自动返回当前所选量程。

（2）取被测水样于大号玻璃样槽至上面的刻度线,用纸巾或软布将玻璃样槽上面的水迹和指纹擦干净,放入上面样槽座,盖上样槽盖,选择读数菜单,按下"确定"键,等待几秒钟显示读数(悬浮物值)即可。每次读数时都需选择读数菜单,按下"确定"键。

22．高悬浮物的测定方法

（1）打开电源开关,按"右"键至选择参数菜单,然后按"确定"键,进入参数选择状态,再按"返回"键翻页至有高悬浮物参数的页面,按左/右键,选择高悬浮物,按"确定"键,进入高悬浮物测定状态。取零度水于大号玻璃样槽至上面的刻度线,用纸巾或软布将玻璃样槽上面的水迹和指纹擦干净,放入上面样槽座,盖上样槽盖,选择清零菜单,按下"确定"键进行清零,清零结束后自动返回当前所选量程。

（2）取被测水样于大号玻璃样槽至上面的刻度线,用纸巾或软布将玻璃样槽上面的水迹和指纹擦干净,放入上面样槽座,盖上样槽盖,选择读数菜单,按下"确定"键,等待几秒钟显示读数(悬浮物值)即可。每次读数时都需选择读数菜单,按下"确定"键。

23．二氧化氯的测定方法

（1）打开电源开关,按"右"键至选择参数菜单,然后按"确定"键进入参数选择状态,再按"返回"键翻页至有二氧化氯参数的页面,按左/右键选择二氧化氯,按"确定"键进入二氧化氯测定状态。取纯净水于小号玻璃样槽至上面的刻度线,向玻璃样槽中加入 A 试剂 10 滴,盖上白色塑料小盖子,摇匀静置 30 s。再加入二氧化氯试剂一平勺,盖上白色塑料小盖子,轻摇 20 s 使试剂溶解,静置 30 s。用纸巾或软布将玻璃样槽上面的水迹和指纹擦干净,放入下面样槽座,盖上样槽盖,选择清零菜单,按下"确定"键进行清零,清零结束后自动返回当前所选量程。

（2）取出玻璃样槽,将纯净水倒掉洗净,将被测水样倒入玻璃样槽至上面的刻度线,向玻璃样槽中加入 A 试剂 10 滴,盖上白色塑料小盖子,摇匀静置 30 s。再加入二氧化氯试剂一平勺,盖上白色塑料小盖子,轻摇 20 s 使试剂溶解,静置 30 s。

用纸巾或软布将玻璃样槽上面的水迹和指纹擦干净,立即放入下面样槽座,盖上样槽盖,选择读数菜单,按下"确定"键,等待几秒钟显示读数(二氧化氯值)即可(二氧化氯很不稳定,要立即测定)。每次读数时都需选择读数菜单,按下"确定"键。

24. 亚硝酸盐氮的测定方法

亚硝酸盐试剂Ⅱ的配制方法:在装有试剂Ⅱ的白色瓶子中加入 10 mL 纯水盖上盖子,使药粉完全溶解,将试剂Ⅱ储存于冰箱中。试剂Ⅱ在加入纯水配制好之后放在冰箱里可保存一个月。

(1)打开电源开关,按"右"键至选择参数菜单,然后按"确定"键,仪器进入参数选择状态,再按"返回"键翻页至有亚硝酸盐氮参数的页面,按左/右键,选择亚硝酸盐氮,按"确定"键,仪器进入亚硝酸盐氮测定状态。取零度水于小号玻璃样槽至上面的刻度线,用纸巾或软布将玻璃样槽上面的水迹和指纹擦干净,放入下面样槽座,盖上样槽盖,选择清零菜单,按下"确定"键进行清零,清零结束后自动返回当前所选量程。

(2)取被测水样于小号玻璃样槽至上面的刻度线,加入试剂Ⅰ5 滴,盖上白色盖子摇匀后放置 5 min;加入试剂Ⅱ5 滴,盖上白色盖子,立即摇匀,放置 10 min。用纸巾或软布将玻璃样槽上面的水迹和指纹擦干净,放入样槽座,盖上样槽盖,选择读数菜单,按下"确定"键,等待几秒钟显示读数(亚硝酸盐值)即可。每次读数时都需选择读数菜单,按下"确定"键。

25. 硫酸盐的测定方法

(1)取两个 250 mL 的三角烧瓶,一个加 50 mL 的去离子水作为零度水,另一个加被测水样 50 mL,向两个三角烧瓶中各加入 1 mL 硫酸盐试剂Ⅰ,在电炉上加热煮沸 5 min 左右,先将试剂Ⅱ摇匀,然后向两瓶中各加入试剂Ⅱ2.5 mL(每次移取试剂Ⅱ时都需摇匀),再加入硫酸盐试剂Ⅱ2.5 mL,最后煮沸 5 min 左右(此时液体约为 25 mL)。取下三角烧瓶,各瓶逐滴加入硫酸盐试剂Ⅲ至液体呈柠檬色,再多加 2 滴。

(2)冷却后,移入 50 mL 具塞比色管中,加纯水至 50 mL 刻度,摇匀。将上述液体分别通过慢速定量滤纸过滤,弃去最初的 5 mL 滤液,收集滤液于干燥的 25 mL 比色管中。

(3)打开电源开关,按"右"键至选择参数菜单,然后按"确定"键,进入参数选择状态,再按"返回"键翻页至有硫酸盐参数的页面,按左/右键,选择硫酸盐,按"确定"键,进入硫酸盐测定状态。将上述零度水倒入小号玻璃样槽至上面的刻度线,用纸巾或软布将玻璃样槽上面的水迹和指纹擦干净,放入下面的样槽座,盖上样槽盖,选择清零菜单,按下"确定"键进行清零,清零结束后自动返回当前所选量程。

（4）将上述被测水样倒入小号玻璃样槽至上面的刻度线，用纸巾或软布将玻璃样槽上面的水迹和指纹擦干净，放入样槽座，盖上样槽盖，选择读数菜单，按下"确定"键，等待几秒钟显示读数（硫酸盐值）即可。每次读数时都需选择读数菜单，按下"确定"键。

26. 总磷的测定方法

总磷试剂Ⅳ配法：将总磷试剂 Ⅳ 倒入 250 mL 烧杯中，用量筒量取 100 mL 纯水于烧杯中，将烧杯在 50 ℃ 水浴稍微加热溶解，使试剂全部溶解，保存在棕色试剂瓶中备用。

（1）打开电源开关，按"右"键至选择参数菜单，然后按"确定"键，进入参数选择状态，再按"返回"键翻页至有总磷参数的页面，按左/右键，选择总磷，按"确定"键，进入总磷测定状态。取零度水于小号玻璃样槽至上面的刻度线，用纸巾或软布将玻璃样槽上面的水迹和指纹擦干净，放入下面样槽座，盖上样槽盖，选择清零菜单，按下"确定"键进行清零，清零结束后自动返回当前所选量程。

（2）取被测水样 5 mL 于消解试管中，加入试剂Ⅳ 1 mL，放入消解器中消解 30 min（消解温度 120 ℃），取出直至冷却后加入纯净水 5 mL，放入试剂Ⅰ 8 滴，摇匀，再加试剂Ⅱ一小勺，摇动至试剂完全溶解。静置 1 min，加试剂Ⅲ 8 滴，摇匀静置 15 min 后，倒入玻璃样槽至上面的刻度线，用纸巾或软布将玻璃样槽上面的水迹和指纹擦干净，放入样槽座，盖上样槽盖，选择读数菜单，按下"确定"键，等待几秒钟显示读数（总磷值）即可。每次读数时都需选择读数菜单，按下"确定"键。

27. 硝酸盐氮的测定方法

硝酸盐氮试剂Ⅲ的配法：取 100 mL 浓硫酸（$\rho = 1.84$ g/mL）于 200 mL 烧杯中，将硝酸盐氮试剂Ⅲ（粉剂）全部倒入烧杯中，搅拌、溶解，将溶液倒入 100 mL 的棕色试剂瓶中保存。

（1）打开电源开关，按"右"键至选择参数菜单，然后按"确定"键，进入参数选择状态，再按"返回"键翻页至有硝酸盐氮参数的页面，按左/右键，选择硝酸盐氮，按"确定"键，仪器进入硝酸盐氮测定状态。取零度水于玻璃样槽至上面的刻度线，用纸巾或软布将玻璃样槽上面的水迹和指纹擦干净，放入样槽座，选择清零菜单，按下"确定"键进行清零，清零结束后自动返回当前所选量程。

（2）取被测水样 1 mL 于 50 mL 具塞比色管，加入硝酸盐氮试剂Ⅰ 0.2 mL，摇匀，静置 5 min，加硝酸盐氮试剂Ⅱ 0.4 mL，摇匀，加入先前配制的硝酸盐氮试剂Ⅲ溶液 2 mL，混匀后放置 5 min。加 8 mL 纯水（或去离子水）混匀，滴加氨水（$\rho = 0.88$ g/mL）至溶液黄色达最深（约加 9 mL），再加纯水至 25 mL，混匀。将水样倒入玻璃样槽至上面的刻度线，用纸巾或软布将玻璃样槽上面的水迹和指纹擦干净，放入样槽座,盖上样槽盖,选择读数菜单,按下"确定"键,等待几秒钟显示读数(硝酸盐氮值)即可。每次读数时都需选择读数菜单,按下"确定"键。

28. 氟化物的测定方法

(1) 取两支 50 mL 具塞比色管,一支加 25 mL 的去离子水作为零度水,另一支加被测水样 25 mL,向两支比色管中加入氟化物试剂Ⅰ 5 mL,试剂Ⅱ 2 mL,混匀,再缓缓加入试剂Ⅲ 5 mL,摇匀。加入丙酮 10 mL(用户自备),再加入去离子水至50 mL,摇匀,静置 60 min 后测定。

(2) 打开电源开关,按"右"键至选择参数菜单,然后按"确定"键,进入参数选择状态,再按"返回"键翻页至有氟化物参数的页面,按左/右键,选择氟化物,按"确定"键,进入氟化物测定状态。将零度水倒入小号玻璃样槽至上面的刻度线,用纸巾或软布将玻璃样槽上面的水迹和指纹擦干净,放入下面的样槽座,盖上样槽盖,选择清零菜单,按下"确定"键进行清零,清零结束后自动返回当前所选量程。

(3) 将被测水样倒入小号玻璃样槽至上面的刻度线,用纸巾或软布将玻璃样槽上面的水迹和指纹擦干净,放入样槽座,盖上样槽盖,选择读数菜单,按下"确定"键,等待几秒钟显示读数(氟化物值)即可。每次读数时都需选择读数菜单,按下"确定"键。

注:被测样品中含有 Al^{3+}、Fe^{2+}、Pb^{2+}、Zn^{2+}、Ni^{2+}、Co^{2+}、Cl^-、SO_4^{2-}、过氯酸盐、草酸、酒石酸、柠檬酸盐等对样品测定有干扰,应采用蒸馏法进行预处理,具体操作参阅《生活饮用水卫生标准检验方法》(GB/T 5750—2006)中氟试剂法。

29. 洗涤剂的测定方法

(1) 打开电源开关,按"右"键至选择参数菜单,然后按"确定"键,进入参数选择状态,再按"返回"键翻页至有洗涤剂参数的页面,按左/右键,选择洗涤剂,按"确定"键,进入洗涤剂测定状态。将氯仿倒入小号玻璃样槽(玻璃样槽必须提前洗净烘干或晾干,里面不能有水渍),立即盖上玻璃盖子,用纸巾或软布将玻璃样槽上面的水迹和指纹擦干净,放入下面样槽座,盖上样槽盖,选择清零菜单,按下"确定"键进行清零,清零结束后自动返回当前所选量程。

(2) 取 25 mL 被测水样于 50 mL 比色管中,加入试剂Ⅰ 12 滴,试剂Ⅱ 2.5 mL,摇匀,再加三氯甲烷 20 mL,将比色管盖子盖上,捏着盖子,拿起比色管摇动几下,轻轻把比色管盖子打开放气一次,再盖上盖子摇动几下,再放气,重复放气 4～5 次后,盖好盖子继续摇动 1 min,静置 5 min。比色管中溶液分层,然后用 10 mL 移液管伸入比色管底部,吸取下层溶液 10 mL 左右,取出移液管,将外部的水迹擦干净后,把被测液体倒入小号玻璃样槽中(约加入三分之二即可,玻璃样槽必须提前洗净烘干或晾干,里面不能有水渍),立即盖上玻璃盖子。用纸巾或软布将玻璃样槽上面的水迹和指纹擦干净,放入下面样槽座,盖上样槽盖,选择读数菜单,按下"确定"键,等待几秒钟显示读数(洗涤剂值)即可。每次读数时都需选择读数菜单,按下"确定"键。

30．臭氧的测定方法

(1)打开电源开关,按"右"键至选择参数菜单,然后按"确定"键,进入参数选择状态,再按"返回"键翻页至有臭氧参数的页面,按左/右键,选择臭氧,按"确定"键,进入臭氧测定状态。将零度水倒入玻璃样槽至上面的刻度线,用纸巾或软布将玻璃样槽上面的水迹和指纹擦干净,放入下面样槽座,选择清零菜单,按下"确定"键进行清零,清零结束后自动返回当前所选量程。

(2)取被测水样于玻璃样槽至上面的刻度线,加入臭氧粉剂一平勺,盖上白色塑料小盖子,摇匀后静置 3 min,用纸巾或软布将玻璃样槽上面的水迹和指纹擦干净,放入下面样槽座,盖上样槽盖,按选择读数菜单,按下"确定"键,等待几秒钟显示读数(臭氧值)即可。每次读数时都需选择读数菜单,按下"确定"键。

31．化合氯的测定方法

化合氯的值为总氯的值减去余氯的值。

32～35．备用液的标定与使用方法

(1)用户根据需求配备 5 种浓度的标准液,每种标准液浓度为所需量程的 5 个等分点,对应在仪器中分别为 20%、40%、60%、80%、100%。

(2)打开电源开关,按"右"键至选择参数菜单,然后按"确定"键,进入参数选择状态,再按"返回"键翻页至有备用参数的页面,按左/右键,选择备用 1 个或备用其他 3 个均可,按"确定"键,仪器进入备用测定状态,长按返回键至密码 000,按"右"键将密码输入为 100,每确定一位密码均需按"确定"键,密码输正确后,进入"标定"程序,屏幕显示"放入 0%标样"时,放入零度水,盖上样槽盖,按下"确定"键,进行标样标定;当屏幕显示"放入 20%标样"时,放入五分之一点的标准液,盖上样槽盖,按下"确定"键,进行标样标定;当屏幕显示"放入 40%标样"时,放入五分之二点的标准液,盖上样槽盖,按下"确定"键,进行标样标定;当屏幕显示"放入 60%标样"时,放入五分之三点的标准液,盖上样槽盖,按下"确定"键,进行标样标定;当屏幕显示"放入 80%标样"时,放入五分之四点的标准液,进行标样标定;当屏幕显示"放入 100%标样"时,放入最大浓度点的标准液,盖上样槽盖,按下"确定"键,进行标样标定;当屏幕显示"标定已完成"时,标定结束。

(3)在标定的备用状态下,可对标定的这种物质进行测定,测定方法同其他参数操作,分为清零和样品测定两个步骤。

36～42．其他配备产品根据其使用说明书使用

(1)标定。仪器出厂已标定,可直接使用,若用户需要重新标定,请自行配备标准液。

福尔马肼(Formazin)浊度标准液的配制方法参见《生活饮用水标准检验方法》(GB/T 5750—2006)。

(2)浊度(0～20 量程)的工作曲线校准方法。

请首先确认当前浊度量程为 0～20,确认进入标定程序,屏幕显示"放入 0 NTU 标样"时,放入蒸馏水(纯净水),盖上样槽盖按下"确定"键,进行标样校准;当屏幕显示"放入 4 NTU 标样"时,放入 4 NTU 的标准液,盖上样槽盖按下"确定"键,进行标样校准;当屏幕显示"放入 8 NTU 标样"时,放入 8 NTU 的标准液,盖上样槽盖按下"确定"键,进行标样校准;当屏幕显示"放入 12 NTU 标样"时,放入 12 NTU 标准液,盖上样槽盖按下"确定"键,进行标样校准;当屏幕显示"放入 16 NTU 标样"时,放入 16 NTU 的标准液,盖上样槽盖按下"确定"键,进行标样校准;当屏幕显示"放入 20 NTU 标样"时,放入 20 NTU 的标准液,盖上样槽盖按下"确定"键,进行标样校准;当屏幕显示"标定已完成"时,浊度曲校准完毕。

43. 结果与计算

(1)历史查询,选择历史查询即可查询历史测量结果,按"左/右"键翻看测量结果,每个存储的结果对应一个测量日期和测量时间,在查询界面下按住"返回"键几秒便可清除记录。

(2)调整时间,按"左/右"键调整大小,按"确定"键移位,一直到最后一位后按"确定"键调整结束并返回。

(3)打印功能,按"右"键,光标移至"打印",按"确定"键即可打印测定结果。

(黄月娥)

实验三　漂白粉中有效氯含量、水中余氯含量及需氯量的测定

 实验目的

(1) 了解氯化消毒后水中余氯含量的测定及测定的意义。

(2) 熟悉常用氯化消毒法中漂白粉加入量的测定。

(3) 掌握氯化消毒剂有效氯含量的测定。

一、漂白粉有效氯含量测定

 实验原理

漂白粉中的有效氯在酸性溶液中能氧化碘化钾而析出碘,用硫代硫酸钠标准溶液滴定析出的碘,根据硫代硫酸钠的消耗量即可算出漂白粉中有效氯含量。

$$KI + CH_3COOH \longrightarrow CH_3COOK + HI$$

$$2HI + Ca(OCl)Cl \longrightarrow CaCl_2 + H_2O + I_2$$

$$I_2 + 2Na_2S_2O_3 \longrightarrow Na_2S_4O_6 + 2NaI$$

 实验仪器和试剂

1. 仪器

250 mL 三角烧瓶 1 个,研钵 1 个,100 mL 量筒 1 个,100 mL 容量瓶 1 个,25 mL 量筒 1 个,2 mL 吸管 2 支,1 mL 吸管 1 支,碱式滴定管 1 支,小药匙 1 个。

2. 试剂

0.025 mol/L 硫代硫酸钠溶液,1% 淀粉溶液,10% 碘化钾溶液,冰醋酸。

 实验内容与方法

1. 实验步骤

(1) 取漂白粉精 1 片(约 0.71 g)放入研钵研成粉末后,加少量蒸馏水用玻璃棒

搅拌成糊状,再加蒸馏水使其成为悬浮液,倾入 100 mL 容量瓶中,用蒸馏水冲洗研钵 3 次,将洗液全部倾入容量瓶,加蒸馏水至刻度线并不断振荡容量瓶使混合均匀。

　　(2) 取 250 mL 三角烧瓶,加入 2 mL 10%KI、80 mL 蒸馏水和 2 mL 冰醋酸。

　　(3) 用 25 mL 小量筒从容量瓶内取出样品悬浮液 25 mL,放入三角烧瓶内,此时溶液立刻呈棕色,振荡均匀后静置 5 min。

　　(4) 滴定。用碱式滴定管向三角烧瓶内不断滴加 0.025 mol/L $Na_2S_2O_3$ 标准液,边加边振荡三角烧瓶,直到出现淡黄色,然后向三角烧瓶加入 1 mL 淀粉溶液,此时溶液呈蓝色。继续滴加 0.025 mol/L $Na_2S_2O_3$ 标准液,直至蓝色褪去为止,记录 0.025 mol/L $Na_2S_2O_3$ 标准液用量。

2. 结果与计算

有效氯含量的计算公式为

$$有效氯含量 = \frac{V \times 0.0500 \times \dfrac{70.91}{2000} \times \dfrac{100}{25} \times 100}{0.71}$$

式中,V 表示 0.025 mol/L $Na_2S_2O_3$ 溶液用量,即滴定时用的 0.025 mol/L $Na_2S_2O_3$ 的体积(毫升)则代表该种漂白粉所含有效氯的百分数。

二、漂白粉加入量测定

 实验原理

取一定体积的水样数份,分别加入不同量的已知浓度的漂白粉稀释液,0.5 h 后观察余氯,取余氯浓度为 0.3 mg/L 的水样,计算其漂白粉加入量。漂白粉中有效氯含量在 15% 以上时,即可用本法测定加入量。

 实验仪器和试剂

1. 仪器

50 mL 具塞比色管 5 支,100 mL 量筒 1 支,研钵 1 个,250 mL 烧杯 1 个,5 mL 吸管 1 支。

2. 试剂

漂白粉(有效氯含量在 15% 以上)。

实验内容与方法

1. 实验步骤

（1）配制 0.01%漂白粉溶液：称取 0.01 g 漂白粉于研钵中，加入少许蒸馏水，研磨后倒入 100 mL 容量瓶，加蒸馏水稀释至 100 mL。此溶液 1 mL 含 0.1 mg 漂白粉。

（2）将 5 支具塞比色管按顺序排列，用烧杯往其中各加入 50 mL 水样。

（3）用吸管吸取 0.01%漂白粉液 0.5 mL、1 mL、1.5 mL、2 mL、2.5 mL 依次加入以上各管，此时各管所含漂白粉量分别为 1 mg/L、2 mg/L、3 mg/L、4 mg/L、5 mg/L，混匀静置 0.5 h 后，分别向各管中加入甲土立丁 2.5 mL，再混匀。

（4）10 min 后，选择余氯在 0.3 mg/L 左右的一比色管，计算此管中的漂白粉加入量，即得消毒水样所需的加入量，如以上各管都不含余氯，说明水的需氯量较大，应按比例再依次加大漂白粉溶液的量，重复以上实验直至找到有适宜余氯为止。

2. 结果与计算

水样漂白粉加入量（mg/L）＝相当于含余氯 0.3 mg/L 管中所加入 0.01%漂白粉溶液的体积（毫升）×2。例如，第 3 管所呈现的余氯相当于 0.3 mg/L 时，则该水样的漂白粉加入量即为 1.5×2＝3 mg/L。

三、水中余氯含量测定

《生活饮用水卫生标准检验方法》（GB/T 5750—2006）中规定：集中式供水出厂水中游离氯制剂余量≥0.3 mg/L，管网末梢水不得低于 0.05 mg/L。加入水样的氯量称为"加氯量"；将加氯量减去余氯量即水样的需氯量。测定水中余氯可用邻联甲苯胺比色法（甲土立丁法）。

 实验原理

水中余氯与邻联甲苯胺作用产生黄色的联苯醌化合物，可根据其颜色的深浅比色定量。

 实验内容与方法

取有代表性的水样（中段自来水）50 mL 于比色管中，加 2 mL 甲土立丁溶液，混匀静置 10 min 后与标准色列比色即可知余氯的含量。

 实验注意事项

（1）水样温度 15～20 ℃时显色最好，低于 15 ℃时，可先把水样适当加温再行测定。

（2）若水样碱度过高，可能呈淡蓝绿色，此时可加入稀盐酸（1∶2）1 mL，再进行比色。

 实验报告撰写要求

（1）实验目的。

（2）实验原理。

（3）实验结果应用和评价。

参考教学视频：① 水与健康（时长 23 min）。② 地方性氟中毒（时长 12 min）。

（陈玉娟）

实验四 室内空气中甲醛浓度的测定、甲醛测定仪的应用

一、酚试剂比色法

实验目的

（1）了解实验方法的应用范围。

（2）熟悉各类仪器的使用方法。

（3）掌握甲醛检测方法。

实验原理

空气中的甲醛与酚试剂反应生成嗪，嗪在酸性溶液中被高铁离子氧化形成蓝绿色化合物。根据颜色的深浅，可通过比色定量。

实验仪器和试剂

1. 仪器

10 mL 大型气泡吸收管，空气采样器（流量范围 0～2 L/min），10 mL 具塞比色管，分光光度计。

2. 试剂

（1）吸收原液：称量 0.1 g 酚试剂（3-甲基-苯并噻唑腙，NBTH）溶于水中，稀释至 100 mL 即为吸收原液。贮存于棕色瓶中，在冰箱内可稳定 3 天。

（2）吸收液：量取吸收原液 5 mL，加 95 mL 水，即为吸收液。采样时现用现配。

（3）1%硫酸铁铵溶液：称量 1 g 硫酸铁铵用 0.1 mol/L 盐酸溶解，并稀释至 100 mL。

（4）0.1 mol/L 硫代硫酸钠溶液。

（5）甲醛标准贮备液：量取 10 mL 36%～38%甲醛，用水稀释至 500 mL。此

溶液 1 mL 相当于 1 mg 甲醛。其准确浓度用下述碘量法标定。

甲醛标准贮备液的标定:精确量取 5 mL 待标定的甲醛标准贮备液,置于 250 mL 碘量瓶中。加入 0.1 mol/L 碘溶液 40 mL,立即逐滴加入 30% 氢氧化钠溶液,至颜色褪至淡黄色为止,放置 10 min。用 5 mL(1∶5)盐酸溶液酸化(空白溶液需多加 2 mL 酸),放置暗处 10 min,加 100~150 mL 水,用 0.1 mol/L 硫代硫酸钠溶液滴定至淡黄色,加 1 mL 新配制的 0.5% 淀粉溶液,继续滴定至蓝色刚刚褪去为止,即为终点。记录所用硫代硫酸钠标准溶液的体积 V_1(mL)。另取 5 mL 水进行空白溶液滴定,操作同上。记录空白溶液滴定所用硫化硫酸钠标准溶液的体积 V_0(mL)。

按下式计算甲醛溶液浓度:

$$甲醛溶液浓度(mg/mL) = \frac{(V_0 - V_1) \times C \times 15}{5}$$

式中,V_0:滴定空白溶液所消耗硫代硫酸钠标准溶液体积(mL);V_1:滴定甲醛溶液所消耗硫代硫酸钠标准溶液体积(mL);C:硫代硫酸钠标准溶液浓度(mol/L);15:甲醛的当量;5:所取甲醛标准贮备液的体积(mL)。

临用时,用水稀释配制每毫升含 5 μg 甲醛的标准溶液。

(6) 甲醛标准溶液:临用时,将甲醛标准贮备液用水稀释成 1 mL 含 10 μg 甲醛,立即再取此溶液 10 mL 加入至 100 mL 容量瓶中,加入 5 mL 吸收原液,用蒸馏水定容到 100 mL,此液 1 mL 含 1 μg 甲醛,放置 30 min 后,用于配制标准色列管。此标准溶液可稳定 24 h。

 实验内容与方法

1. 实验步骤

(1) 采样:取一个 10 mL 的大型气泡吸收管,装入 5 mL 吸收液,并以 0.5 L/min 的速度采取 10 L 空气。

(2) 标准曲线的绘制:取 8 支 10 mL 具塞比色管并编号。用甲醛标准溶液按表 1.3 制备标准系列。制备后摇匀,各管中加入 0.4 mL 1% 硫酸铁铵溶液,充分摇匀,在室温下显色 20 min。

(3) 样品测定:采样后,将样品溶液全部转入比色管中,用少量吸收液洗吸收管,合并使总体积为 5 mL,室温下放置 20 min。

(4) 比色:在波长 630 nm 处,用 1 cm 比色皿以纯水为参比,测定标准系列和样品的吸光度。以吸光度与甲醛含量(μg)的关系绘制标准曲线。

表 1.3　甲醛标准系列

试　　剂	比色管号							
	0	1	2	3	4	5	6	7
标准溶液(mL)	0	0.10	0.20	0.40	0.60	0.80	1.00	1.50
吸收液(mL)	5.00	4.90	4.80	4.60	4.40	4.20	4.00	3.50
甲醛含量(μg)	0	0.10	0.20	0.40	0.60	0.80	1.00	1.50

2. 结果与计算

计算公式为

$$甲醛含量(mg/m^3) = \frac{W}{V_n}$$

式中,W:样品中甲醛含量(μg);V_n:换算成标准状态下的采样体积(L)。

 实验注意事项

(1) 配制甲醛标准溶液时,在持续摇动下逐滴加入氢氧化钠溶液,至颜色明显减退,再摇片刻,放置后应褪至无色。

(2) 二氧化硫共存时,结果会偏低。可以在采样时使气体先通过装有硫酸锰滤纸的过滤器,即可排除二氧化硫产生的干扰。

(3) 与酚试剂缩合生成嗪,适宜的 pH 范围为 3~7,当 pH 为 4~5 时最好。

(4) 室温低于 15 ℃时反应慢,显色不完全。25~35 ℃时 15 min 后显色最完全,放置 4 h 稳定不变。

(5) 本法氧化剂选用硫酸铁铵,但硫酸铁铵水溶液易水解而形成 Fe(OH)$_3$ 乳浊现象,影响比色,故改用酸性溶剂配制。但酸度不宜过大,否则颜色太深。经试验选用 0.1 N HCl 做溶剂为宜。本反应加入硫酸铁铵的量不宜过多,否则空白溶液管的光密度值高,影响比色,以加 1%硫酸铁铵 0.4 mL 为宜。

 实验报告撰写要求

(1) 实验目的。

(2) 实验原理。

(3) 实验结果应用和评价。

二、GDYK—201S 室内空气现场甲醛测定仪

 实验目的

(1) 了解 GDYK—201S 室内空气现场甲醛测定仪的测定原理。
(2) 熟悉 GDYK—201S 甲醛测定仪的使用方法。
(3) 掌握 GDYK—201S 室内空气现场甲醛测定仪的测定方法。

 实验原理

参考《公共场所空气中甲醛的测定方法》(GB/T 18204.26—2000)中"酚试剂分光光度法"。

 实验仪器

GDYK—201S 室内空气现场甲醛测定仪适用于公共场所和室内空气中甲醛的测定。

(1) 技术指标如下:① 测定下限:0.01 mg/m³(采样体积为 5 L);② 测定范围:0.00~1.00 mg/m³(采样体积为 5 L);③ 测量精度:±5%;④ 光源:波长为 630 nm。

(2) 所需试剂(试剂订货号:2K201S-1-1):① 去离子水或蒸馏水;② 甲醛试剂 I、甲醛试剂 II。

 实验内容与方法

1. 快速测定法

(1) 大气采样器安装。

将大气采样器(简称采样器)与三脚架连接,通过调节三脚架上的旋钮使气泡吸收管(简称吸收管)的进气口离地面 0.5~1.5 m。

(2) 吸收液配制。

① 向比色瓶中加蒸馏水至 5 mL 刻度线处,然后加入甲醛试剂 I 1 支,反复捏压甲醛试剂 I 管大肚端底部,使试剂 I 全部转移到比色瓶中,此为样品比色瓶。

② 盖上比色瓶盖,上下摇动 10 s 使试剂完全溶解(此溶液为吸收液)。

③ 取出吸收管内管,将比色瓶中的吸收液全部倒入吸收管外管中,然后将吸收管的内管插入吸收管外管中,确保不漏气。

（3）采样。

① 打开采样器左侧的电源开关,校正指示灯亮,液晶显示"5.00"。

② 按"运行"键开始采样,调节采样器右下方流量旋钮使校正指示灯窗内的黑色球浮子位于上下刻线之间,液晶屏显示为实时采样体积。采样结束时,采样器会发出蜂鸣声,并自动停止采样。

（4）显色。

① 试剂空白。采样停机前,向另一比色瓶中加蒸馏水至 10 mL 刻度线,加入甲醛试剂Ⅰ1支,反复捏压甲醛试剂Ⅰ管大肚端底部,使试剂Ⅰ全部转移到比色瓶中。盖上比色瓶盖,上下摇动 10 s 使试剂完全溶解。此为空白比色瓶。

② 样品。采样完毕,断开吸收管外管出口（A 端）的硅橡胶管,取出吸收管内管,将吸收管中吸收液全部转移至样品比色瓶中,再用塑料吸管吸取蒸馏水（每次约 1 mL）反复冲洗吸收管内壁 2～3 次,并全部转移至样品比色瓶中,用蒸馏水定容至 10 mL 刻度线,盖上比色瓶盖,摇动混匀。

③ 用左右手分别握住空白比色瓶和样品比色瓶,用体温加热 7 min。

④ 将 2 支甲醛试剂Ⅱ分别加入空白比色瓶和样品比色瓶中,拧紧比色瓶盖,上下摇动 10 s 使试剂充分反应。

⑤ 用左右手分别握住空白比色瓶和样品比色瓶,用体温加热 5 min。

（5）测量。

① 擦净空白比色瓶和样品比色瓶外壁,将空白比色瓶放入比色槽中,并将比色瓶上的"▽"标识对准比色槽上的"凹"口中心,盖上仪器遮光盖。

② 按"电源"键开机,按"调零"键,液晶屏显示"0.00"表示试剂空白调零完成。

③ 取出空白比色瓶,将样品比色瓶放入比色槽中,并将比色瓶上的"▽"标识对准比色槽上的"凹"口中心,盖上仪器遮光盖。按"浓度"键进行测量,根据液晶屏显示数值和采样体积,计算出空气中甲醛的浓度。

2. 标准测定法

（1）大气采样器安装（同快速测定法）。

（2）吸收液配制（同快速测定法）。

（3）采样（同快速测定法）。

（4）显色。

① 试剂空白。采样停机前,向另一比色瓶中加蒸馏水至 10 mL 刻度线,加入甲醛试剂Ⅰ1支,反复捏压甲醛试剂Ⅰ管大肚端底部,使试剂Ⅰ全部转移到比色瓶中。盖上比色瓶盖,上下摇动 10 s 使试剂完全溶解。此为空白比色瓶。

② 样品。采样完毕,断开吸收管外管出口（A 端）的硅橡胶管,取出吸收管内

管,将吸收管中吸收液全部转移至样品比色瓶中,再用塑料吸管吸取蒸馏水(每次约 1 mL)反复冲洗吸收管内壁 2~3 次,并全部转移至样品比色瓶中,用蒸馏水定容至 10 mL 刻度线,盖上比色瓶盖,摇动混匀。

③ 空白比色瓶和样品比色瓶于室温放置 30 min。

④ 将 2 支甲醛试剂Ⅱ分别加入空白比色瓶和样品比色瓶中,拧紧比色瓶盖,上下摇动 10 s 使试剂充分反应。

⑤ 空白比色瓶和样品比色瓶于室温放置 15 min。

(5) 测量(同快速测定法)。

3. 结果与计算

(1) 计算公式为

$$C = \frac{C_0}{V_0} \times 10 = \frac{C_0}{V_t \times \dfrac{273}{273 + t} \times \dfrac{P}{101.3}} \times 10$$

式中,C:空气中甲醛浓度(mg/m^3);C_0:甲醛测定仪显示值(mg/L);V_0:标准状态下的采样体积(L);10:测定时比色瓶中溶液体积(mL);V_t:为采样流量(流量校正后的实测值)与采样时间乘积;t:采样点的气温(℃);P:采样点的大气压(kPa)。

(2) 如果显色后样品比色瓶中溶液呈淡蓝色或蓝色,说明空气中可能含有甲醛,颜色越深说明甲醛含量越高。

(3) 根据仪器所测结果与国标限量进行比较,判断空气中甲醛是否超标。根据《室内空气质量标准》(GB/T 18883—2002)规定,空气中甲醛国标限量为 0.1 mg/m^3。

(陈玉娟)

实验五　室内空气微生物的检测与评价

 实验目的

（1）了解室内空气质量状况。

（2）熟悉室内空气质量评价方法。

（3）掌握室内空气细菌的检测方法。

 实验原理

将直径为 9 cm 的营养琼脂平板在采样点中暴露 15 min，在 37 ℃下经 24 h 培养后计数生长的细菌菌落数的采样测定方法。

 实验仪器和试剂

1. 仪器

高压蒸汽灭菌器，干热灭菌器，恒温培养箱，冰箱，平皿（直径为 9 cm）。制备培养基所用的一般设备：量筒，三角烧瓶，pH 计或精密 pH 试纸等。

2. 试剂

营养琼脂培养基的成分为蛋白胨 10 g、牛肉浸膏 3 g、氯化钠 5 g、琼脂 20 g、蒸馏水 1000 mL。

制法：将上述各成分混合，加热溶解，校正 pH 至 7.4，过滤分装，于 121 ℃ 20 min 下高压灭菌，倾注约 15 mL 于灭菌平皿内，制成营养琼脂平板。

 实验内容与方法

1. 采样点选择

应根据现场的大小，选择有代表性的位置作为空气细菌检测的采样点。通常设置 5 个采样点，即室内墙角对角线交点为一采样点，该交点与四墙角连线的中点为另外 4 个采样点。采样高度为 1.2～1.5 m。采样点应离墙壁 1 m 以上，并避开空调、门窗等空气流通处。

2. 采样

打开皿盖(将皿盖置于平皿底下,不可仰放,以防污染),将有培养基的平皿暴露于空气中 10~20 min(视空气清洁程度而定),采样结束后盖上皿盖,记录采样时间。将平板倒转,置于 37 ℃恒温培养箱中培养 24 h。

3. 记录

记录 5 个平皿的菌落总数。求出全部采样点的平均菌落数。

4. 结果与计算

100 cm² 琼脂面积上,5 min 所降落的菌落数,相当于 10 L 空气所含细菌数。计算公式为

$$每升细菌数 = 1000 \div \left(\frac{A}{100} \times t \times \frac{10}{5} \right) \times N$$

$$= \frac{1000 \times 50 \times N}{At} = \frac{50000N}{At}$$

式中,t:平皿暴露于空气中的时间(min);N:培养后,平皿上的菌落总数;A:所用平皿的面积(cm²)。

 实验注意事项

(1) 采样点一定要有代表性。

(2) 平皿的面积不宜小于 9 cm²。

(3) 打开皿盖时,应将皿盖向下,防止被污染。

 实验报告撰写要求

(1) 实验目的。

(2) 实验原理。

(3) 实验结果应用和评价。

(陈玉娟)

实验六　土壤中重金属锌、铜的测定

 实验目的

（1）了解土壤中重金属测定的意义。

（2）熟悉分光光度法测定重金属的测定方法。

（3）掌握土壤样品布点、采样、运输及保存、前处理技术。

一、分光光度法

 实验原理

1. 锌

本方法适用于测定锌浓度在 $5\sim50~\mu g/L$ 的水样。当使用光程长 200 mm 比色皿、试样体积为 100 mL 时，检出限为 5 $\mu g/L$。本方法用四氯化碳萃取，在最大吸光波长为 535 nm 时，其摩尔吸光度约为 $9.3\times10^4~L/mol$。在 pH 为 $4.0\sim5.5$ 的乙酸盐缓冲介质中，锌离子与双硫腙形成红色螯合物，用四氯化碳萃取后进行分光光度测定。水样中存在少量铅、铜、汞、镉、钴、铋、镍、金、钯、银、亚锡等金属离子时，对锌的测定有干扰，但可用硫代硫酸钠掩蔽和控制 pH 予以清除，其反应为

$$\text{Zn}^{2-} + 2\text{S}=\text{C} \begin{matrix} \text{H} & \text{C}_6\text{H}_5 \\ | & | \\ \text{N}-\text{N}-\text{H} \\ | \\ \text{N}=\text{N} \\ | \\ \text{C}_6\text{H}_5 \end{matrix} \longrightarrow \text{S}=\text{C} \begin{matrix} \text{H} & \text{C}_6\text{H}_5 & \text{C}_6\text{H}_5 \\ | & | & | \\ \text{N}-\text{N} & \text{N}=\text{N} \\ & \text{Zn} \\ \text{N}=\text{N} & \text{N}-\text{N} \\ | & | & | \\ \text{C}_6\text{H}_5 & \text{C}_6\text{H}_5 & \text{H} \end{matrix} \text{C}=\text{S} + 2\text{H}$$

2. 铜

用盐酸羟胺把二价铜离子还原为亚铜离子，在中性或微酸性溶液中，亚铜离子和 2,9-二甲基-1,10-菲啰啉反应生成黄色络合物，在波长 457 nm 处测量吸光度；也可用有机溶剂（包括氯仿-甲醇混合液）萃取，在波长 457 nm 处测量吸光度。

在 25 mL 水溶液或有机溶剂中，含铜量不超过 0.15 mg 时，显色符合比尔定律，该颜色可保持数日。

二、土样采集与处理

 实验仪器和试剂

1. 仪器

不锈钢锹,标签,牛皮纸,擀土棒,60 目尼龙筛,玛瑙研钵,电热板,漏斗,25 mL 容量瓶,50 mL 容量瓶,三角瓶。

2. 试剂

盐酸(优级纯),硝酸(HNO_3,优级纯),2% 硝酸,1+1 硝酸,高氯酸($HClO_4$,优级纯)。

 实验内容与方法

1. 现场调查

芦花荡公园距离公路较远,可代表学校内土壤的情况,此处可设置 1 个采样点。

2. 样品采集

采用网格采样法,设 5 个点,采样深度为 0～30 cm 的表层土壤,对各点采集的试样混合后,反复按四分法弃取,收集 1 kg 样品带回实验室。

将所采集土壤样品混匀后继续用四分法缩分至 100 g 左右。缩分后的土样再经风干(自然风干或冷冻干燥),除去土样中石子和动植物残体等异物,用木棒(或玛瑙棒)研压,通过 2 mm 尼龙筛(除去 2 mm 以上的砂砾),混匀。用玛瑙研钵将通过 2 mm 尼龙筛的土样研磨至全部通过 60 目(孔径 0.25 mm)尼龙筛的土样,混匀后备用。

3. 样品前处理

称取 0.5～1 g 土样于 50 mL 锥形瓶中,用水润湿并加入 10 mL 盐酸,盖上漏斗,于通风橱内的电热板上低温加热,使样品初步分解,待蒸发至剩 3 mL 左右时,取下稍冷却,然后加入 5 mL 硝酸,在电热板上以 100～150 ℃微沸 20 min,取下稍冷却,再加入 5 mL 高氯酸,在电热板上以 200～250 ℃加热,蒸发至近干,取下冷却,加(1+1)硝酸溶液 4 mL,在电热板上温热溶解残渣,冷却后移入 50 mL 容量瓶中,冷却后用 0.2% 的硝酸溶液定容至标线摇匀,备测。

4. 空白试验

用去离子水代替试样,采用和样品前处理相同的步骤和试剂进行处理,制备一个空白溶液。

三、分光光度法测定锌

 实验仪器和试剂

1. 仪器

（1）分光光度计：光程为 10 nm 或者更长的比色皿。

（2）分液漏斗：容量为 125 mL 和 150 mL。最好配有聚四氯乙烯活塞。

（3）玻璃器皿：所有玻璃器皿先后用（1＋1）硫酸和无锌水浸泡、清洗。

2. 试剂

本标准所用试剂除另外说明外，均为分析纯试剂，实验中均用无锌水。

（1）无锌水：将普通蒸馏水通过阴阳离子交换柱以去除水中所含的锌。

（2）四氯化碳（CCl_4）。

（3）盐酸：1.18 g/mL。

（4）6 mol/L 盐酸：取 100 mL 盐酸（3）用水稀释到 600 mL。

（5）2 mol/L 盐酸：取 100 mL 盐酸（4）用水稀释到 600 mL。

（6）盐酸 0.02 mol/L 溶液：取 10 mL 盐酸（5）溶液用水稀释到 1000 mL。

（7）乙酸（CH_3COOH）。

（8）氨水（NH_3H_2O）：$\rho = 0.90$ g/mL。

（9）（1＋100）氨水溶液：取 10 mL 氨水（8）用水稀释至 1000 mL。

（10）乙酸钠缓冲溶液：将 68 g 三水乙酸钠（$CH_3COONa \cdot 3H_2O$）溶于水中，并稀释至 250 mL。另取 1 份乙酸与 7 份水混合。将上述两种溶液等体积混合。混合液再用 0.1% 双硫腙四氯化碳溶液重复萃取数次，直到最后的萃取液呈绿色，然后再用四氯化碳（2）萃取以去除过量的双硫腙。

（11）硫代硫酸钠溶液：将 25 g 无水硫代硫酸钠（$Na_2S_2O_3 \cdot 5H_2O$）溶于 100 mL 水中，每次用 10 mL，0.1% 双硫腙四氯化碳溶液萃取，直到双硫腙溶液呈绿色为止，然后再用四氯化碳（2）萃取以除去过量的双硫腙。

（12）双硫腙：

① 0.1%（m/V）四氯化碳溶液：称取 0.25 g 双硫腙（$C_{13}H_{12}N_4S$）溶于 250 mL 四氯化碳（2），贮于棕色瓶中，放置在冰箱内。如双硫腙试剂不纯，可按下述步骤提纯：称取 0.25 g 双硫腙于 100 mL 四氯化碳中滤去不溶物，滤液置于分液漏斗中，每次用 20 mL（1＋100）氨水提取 5 次，此时双硫腙进入水层，合并水层，然后用 6 mol/L盐酸中和。再用 250 mL 四氯化碳（2）分 3 次提纯，合并四氯化碳层。将此

双硫腙四氯化碳溶液放入棕色瓶中,保存于冰箱内备用。

② 0.004%(m/V)四氯化碳溶液:吸取 40 mL 0.1% 双硫腙于 1000 mL 容量瓶中。

(13) 锌标准贮备液:称取 0.1 g 锌粒(纯度 99.9%)溶于 5 mL,2 mol/L 盐酸,移入 1000 mL 容量瓶中,用水稀释至标线,此溶液含 1000 μg/mL 的锌。

(14) 锌标准溶液:取锌标准贮备液 10 mL 置于 1000 mL 容量瓶中,用水稀释至标线,此溶液含 1 μg/mL 的锌。

 实验内容与方法

1. 实验步骤

(1) 标准溶液的萃取。分别取 0 mL、0.5 mL、1 mL、2 mL、3 mL、4 mL 锌标准溶液加入 60 mL 分液漏斗中,加适量无锌水补充到 10 mL,加入 5 mL 乙酸钠饱和溶液和 1 mL 硫代硫酸钠溶液混匀,再加 10 mL 双硫腙四氯化碳溶液,振摇 4 min,静止分层后,将四氯化碳层通过少许洁净脱脂棉过滤到 10 mm 比色皿中。

(2) 样品萃取。取一定量(含锌量为 0.5~5 g)土壤消解样品,置于50 mL分液漏斗中,加入 5 mL 乙酸钠缓冲溶液及 1 mL 硫代硫酸钠溶液混匀后,再加10 mL双硫腙四氯化碳溶液振摇 4 min,静置分层后将四氯化碳层通过少许洁净脱脂棉过滤到 10 mm 比色皿中。

(3) 测定。立即在 535 nm 的最大吸光波长处测量溶液的吸光度,采用 10 mm 光程的比色皿,在比色皿中放入四氯化碳(注意第一次采用本方法时应检验最大吸光波长,以后的测定中均使用此波长),由测量得的吸光度扣去空白试验吸光度之后,从校准曲线上查出测量锌量,然后按公式计算样品中锌的含量。

(4) 空白试验。取同样体积的无锌水代替试样,与试样在相同条件下同时进行测定。

2. 结果与计算

(1) 计算。测量得吸光度扣去空白试验吸光度之后,根据校准曲线计算出锌的含量。然后按下列公式计算样品中锌的浓度 c(mg/L)。

$$c = \frac{50\,m}{MV}$$

式中,m:从校准曲线上求得的锌量(μg);M:称取土壤的重量(g)。

(2) 实验室内质量控制。将测定的平行样数据进行分析,以实现实验室内质量控制要求(包括数据的取舍、有效数据的保留等)。

四、分光光度法测定铜

 实验仪器和试剂

1. 仪器

(1) 分光光度计:配有光程 10 mm 比色皿。

(2) 60 mL 锥形分液漏斗:具有磨口玻璃塞,活塞上不得涂抹油性润滑剂。

(3) 25 mL 容量瓶。

2. 试剂

本标准所用试剂除非另有说明,分析时均使用符合国家标准的分析纯化学试剂,实验用水为新制备的去离子水或蒸馏水。

(1) 硫酸(H_2SO_4):$\rho = 1.84$ g/mL,优级纯。

(2) 硝酸(HNO_3):$\rho = 1.4$ g/mL,优级纯。

(3) 氯仿($CHCl_3$)。

(4) 甲醇(CH_3OH):99.5%(V/V)。

(5) 100 g/L 盐酸羟胺溶液:将 50 g 盐酸羟胺($NH_2OH \cdot HCl$)溶于水并稀释至 500 mL。

(6) 375 g/L 柠檬酸钠溶液:将 150 g 柠檬酸钠($Na_3C_6H_5O_7 \cdot 2H_2O$)溶解于 400 mL 水中,加入 5 mL 盐酸羟胺溶液(5)和 10 mL 2,9-二基甲-1,10-菲啰啉溶液(8),用 50 mL 氯仿(3)萃取以除去其中的杂质铜,弃去氯仿层。

(7) 氢氧化铵溶液,$c(NH_4OH) = 5$ mol/L:量取 330 mL 氢氧化铵(NH_4OH:$\rho = 0.9$ g/mL),用水稀释至 1000 mL,贮存于聚乙烯瓶中。

(8) 2 g/L 2,9-二甲基-1,10-菲啰啉溶液:将 200 mg 2,9-二甲基-1,10-菲啰啉($C_{14}H_{12}N_2 \cdot 1/2H_2O$)溶于 100 mL 甲醇(4)中。这种溶液在普通贮存条件下,可稳定一个月以上。

(9) 铜标准储备溶液,0.2 mg/mL:称取(0.2 ± 0.0001) g 抛光的电解铜丝或铜箔(纯度 99.9%以上),置于 250 mL 锥形瓶中,加入(1+1)硝酸(2)20 mL 加热溶解后,加入(1+1)硫酸(1)10 mL 并加热至冒白烟。冷却后,加水溶解并转入 1000 mL 容量瓶中,用水稀释至标线并混匀。

(10) 铜标准使用溶液 I,20 μg/mL:吸取 10 mL 铜标准储备溶液(9)置于 100 mL 容量瓶中,用水稀释至标线并混匀。

(11) 铜标准使用溶液 II,2 μg/mL:吸取 10 mL 铜标准使用溶液 I(10)置于

100 mL容量瓶中,用水稀释至标线并混匀。

(12) 乙酸-乙酸钠缓冲液:将100 g三水合乙酸钠溶于适量水中,再加入6 mol/L 乙酸溶液13 mL,定容至500 mL,混匀。此溶液的pH约为5.7。

 实验内容与方法

1. 实验步骤

(1) 干扰及消除。在被测溶液中,如有大量的铬和锡、过量的其他氧化性离子 以及氰化物、硫化物和有机物等,会对测定铜有干扰。加入亚硫酸使铬酸盐和络合 的铬离子还原,可以避免铬的干扰。加入盐酸羟胺溶液,可以消除锡和其他氧化性 离子的干扰。通过消解过程,可以去除氰化物、硫化物和有机物的干扰。

(2) 标准曲线的绘制。准确吸取5 μg/mL铜标准溶液0 mL,0.5 mL,1 mL, 2 mL,3 mL,5 mL分别放入25 mL比色管中,加水至15 mL,依次加入盐酸羟胺溶 液1.5 mL,柠檬酸钠溶液3 mL,乙酸-乙酸钠缓冲液3 mL,2,9-二基甲-1,10-菲啰 啉溶液1.5 mL,混匀,加水至标线,充分混匀,静止5 min。以试剂空白为参比,用 10 mm比色皿于457 nm处测定吸光度。

(3) 样品的测定。取适量消解液于25 mL容量瓶中,按上述标准曲线绘制步 骤操作。

(4) 空白试验。取同样体积的无铜水代替试样,与试样在相同条件下同时进 行测定。

2. 结果与计算

(1) 计算。测量得的吸光度扣除空白试验吸光度之后,根据校准曲线计算出 铜的含量,然后按下列公式计算样品中铜的浓度 c(mg/L)。

$$c = \frac{50\,m}{MV}$$

式中,m:从校准曲线上求得铜量(μg);M:称取土壤的重量(g)。

计算结果保留两位小数。

(2) 实验室内质量控制。将测定的平行样数据进行分析,以实现实验室内质 量控制的要求(包括数据的取舍,有效数据的保留等)。

 实验报告撰写要求

(1) 实验目的。
(2) 实验原理。
(3) 实验结果应用和评价。

(黄月娥)

实验七　环境流行病学调查资料分析

 实验目的

（1）了解环境质量评价指标。

（2）熟悉大气卫生环境质量评价方法。

（3）掌握环境流行病学研究方法和案例分析方法。

一、环境砷污染对居民健康影响的调查研究

案例

　　某市为一南北向盲状峡谷小盆地。常年以南风为主，市常住人口 12 万。市区西北侧有一锡冶炼厂，下风侧有 2 个居民区，约 13 个居民点，该厂以生产精锡为主，主要污染物有砷、铅和氟等。该厂每年排入环境中的砷约 9.5 t，砷排出量占投入量的 19%，如以污染面积 3 km^2 计算，环境中砷负荷约 3.18 t/(km^2 · a)。据当地卫生部门资料显示，该市曾数次发生急性、亚急性人畜砷中毒事件，严重影响了该市居民的生产和生活。

　　问题

　　（1）为了解该市环境砷污染对居民健康的影响，应该从哪些方面着手？

　　（2）如何选择调查点？

（一）环境砷暴露状况的调查

1. 环境中砷污染现状的调查结果

采集污染区和对照区大气、室内空气、水源水、地下水及土壤，分别测定其中砷的含量，其测定结果见表 1.4 和表 1.5。

表 1.4　某市污染区和对照区大气、室内空气中砷的含量

调查区	大气（μg/m³）			室内空气（μg/m³）		
	日均浓度范围	日均超标率	年均浓度	厨房	卧室	
				秋	秋	冬
污染区 A	0.1～6.8	30%	2.3	3	2.7	1.2
污染区 B	0～8	20%	1.2	2	1	0.9
对照区	0～1	0	0.2	0	0	0

表 1.5　某市污染区和对照区水源水、地下水及土壤中砷的含量

调查区	水源水（mg/L）		地下水（mg/L）		土壤（μg/g）	
	最大值	平均值	最大值	平均值	耕作层	深层
污染区 A	50.53	21.33	0.003	0.002	221.4	80.7
污染区 B	52.37	25.4	0.003	0.002	238	95.19
对照区	0.07	0.03	0.005	0.002	26.4	85.43

思考题

（1）请问该市是否存在明显的环境砷污染？若有，其污染的途径可能是什么？

（2）污染区和对照区的地下水、土壤中砷含量无明显差异，说明什么问题？

2. 居民砷摄入量的调查结果

在距污染源不同距离的 5 个居民点和对照区，随机抽 10 户作为砷摄入量调查对象，以户为单位连续调查 5 天，调查其空气、水及各种食物的平均摄入量，同时采集各种食物、水及空气等样品，分别测定其砷的含量，计算不同途径每个标准人每天平均砷的摄入量。结果见表 1.6。

表 1.6　居民经不同途径砷的摄入量（μg/（d·标准人））

调查点	总摄入量	食物		水		空气	
		摄入量	贡献率	摄入量	贡献量	摄入量	贡献量
污染区 A							
a	526.9**	492.8**		10.0		24.1**	
b	672.3**	612.3**		45.7		14.3**	
c	359.5*	346.0		6.3		7.2**	

续表

调查点	总摄入量	食物		水		空气	
		摄入量	贡献率	摄入量	贡献量	摄入量	贡献量
污染区 B							
a	285.3	259.8		13.9**		11.6**	
b	392.6	371.9		11.5*		9.2**	
对照区	262.7	258.4		4.3		0.0	

注：* 与对照区比较，$P < 0.05$；** 与对照区比较，$P < 0.01$。

思考题

计算居民经不同途径砷的摄入量对总砷摄入量的贡献率，说明该市环境污染的类型及特点。

3. 人群生物学砷暴露水平的调查

研究者调查了污染区及对照区居民的发砷、尿砷平均水平，测定结果见表 1.7。

表 1.7　调查区居民发砷、尿砷的测定值

	发砷			尿砷		
	调查人数	范围($\mu g/g$)	中位数	调查人数	范围($\mu g/g$)	中位数
污染区 A	850	0~160.35	13.40**	804	0.07~1.65	0.12**
污染区 B	346	1.18~113.59	7.76**	586	0.01~0.6	0.13**
对照区	351	0~18	0.98	348	0~0.27	0.05

注：** 与对照区比较，$P < 0.01$。

思考题

(1) 表 1.7 结果说明了什么问题，为何以中位数为依据？

(2) 请对表 1.8 显示的结果做出相应的解释。

表 1.8　污染区居民吸烟对发砷含量的影响

暴露指标	调查人数(人)	发砷超常数(人)	发砷超常率	χ^2	P
吸烟	174	120	68.97%		
不吸烟	563	346	61.46%	3.224	0.073
合计	737	466	63.23%		

注：该市发砷正常值为(0.69 ± 0.12) $\mu g/g$。

（二）居民健康效应的调查

1. 1982～1986 年居民死亡原因的回顾性调查结果

调查结果见表 1.9。

表 1.9　调查区居民死亡率、年龄调整死亡率、肿瘤死亡专率、
肿瘤年龄调整死亡专率（1982～1986 年）

调查区	人口数（人）	死亡数（人）	粗死亡率	期望死亡数（人）	年龄调整死亡率	肿瘤死亡专率（1/10⁵ 万）			
						死亡数（人）	粗死亡率	期望死亡数（人）	年龄调整死亡率
污染区 A	9120	37	4.06‰	40	4.39‰	11	120.61	7	
污染区 B	97379	558	5.73‰	559	5.74‰	52	53.4	110	
对照区	15841	91	5.74‰	85	5.37‰	5	31.56	5	

思考题

计算两个污染区及对照区肿瘤年龄调整死亡率，相应结果对进一步研究提供了什么线索？

2. 1983～1987 年新生儿畸形调查结果

调查结果见表 1.10 和表 1.11。

表 1.10　调查区居民新生儿畸形率（1983～1987 年）

调查区	新生儿数（人）	畸形数（人）	畸形率	χ^2	P
污染区 A	1461	21	14.37‰	0.651	0.420
污染区 B	151	2	13.25‰	0.078	0.780
对照区	208	1	4.81‰		

表 1.11　产母砷接触史与畸形儿发生率的关系

砷接触史	调查人数（人）	畸形数（人）	畸形率
有	92	2	21.74‰
无	1520	21	13.83‰

思考题

表 1.10 和表 1.11 显示新生儿畸形率在污染区与对照区之间无显著性差异，

解释可能的原因是什么？

3. 产妇及新生儿外周血淋巴细胞姐妹染色单体交换(SCE)和微核测定结果

测定结果见表 1.12。

表 1.12 调查区产妇及新生儿 SCE 和微核率

调查区	产妇		新生儿	
	SCE	微核率	SCE	微核率
污染区 A	9.47*	1.57‰	9.01**	1.46‰
污染区 B	8.93	1.77‰**	9.45**	1.49‰
对照区	7.23	1.45‰	5.27	1.32‰

注：* 与对照区比较，$P<0.05$；** 与对照区比较，$P<0.01$。

思考题

根据表 1.12，说明 SCE 和微核率在判断环境污染对人群的健康效应方面有何意义？结果有无不当之处？

4. 污染区慢性砷中毒患病情况的调查结果

研究者共调查了污染区无职业砷接触史居民 4848 人，发现慢性砷中毒患者 440 例。临床特点多为起病缓、症状轻。患者主要症状为头晕(52.27%)、关节痛(17.68%)、腹胀(17.05%)和腹痛(15.91%)等。主要体征为皮肤病变。有皮肤角化过度(85.99%)、色素沉着斑(37.50%)、脱色斑(32.95%)和鼻黏膜充血(16.36%)等。污染区 A 和污染区 B 慢性砷中毒年龄调整患病率分别为 8.73% 和 10.74%。患者最小年龄为 12 岁，污染区居住年限最短为 10 年。

（三）暴露-效应关系

暴露-效应关系分析资料具体见表 1.13。

表 1.13 暴露-效应关系分析资料

污染区 调查点	距污染源 距离(km)	土壤中砷 ($\mu g/g$)	砷摄入量 ($\mu g/(d \cdot 标准人)$)	发砷平均 水平($\mu g/g$)	慢性砷中毒年龄 调整患病率
a	1.75	503.8	526.9	7.76	17.35%
b	1.25	960.2	672.3	9.09	13.81%
c	1.75	822.7		12.80	13.67%
d	1.25	72.1		5.00	3.68%
e	2.50	591.6	359.5	5.74	4.62%

续表

污染区 调查点	距污染源 距离(km)	土壤中砷 (μg/g)	砷摄入量 (μg/(d·标准人))	发砷平均 水平(μg/g)	慢性砷中毒年龄 调整患病率
f	4.4	104.4		4.08	5.01%
g	2.5	146.4		3.56	9.56%
h	3.5	115.7	285.3	3	2.55%
i	3.25	79.7		2.17	4.02%
j	5.5	32.9		2.75	10.20%
k	4.75	123		4	6.17%
l	8	178.6	392.6	4.5	4.40%
m	0.75	221.4		13.4	12%

思考题

(1) 根据表 1.13 资料显示,求出慢性砷中毒年龄调整患病率和距污染源距离之间关系的回归方程并进行分析,找出污染源下风侧污染区边缘的参考值。

(2) 求出土壤砷含量与居民慢性砷中毒年龄调整患病率关系的回归方程,并计算土壤总砷含量的参考界限值。

(3) 分别求出砷摄入量、发砷平均水平与慢性砷中毒年龄调整患病率之间关系的回归方程,并分析结果。

(4) 拟订一个关于环境砷污染对人群健康影响的流行病学调查研究提纲,同时指出本实验中所提供的资料还存在什么缺陷?

(5) 通过本次实验,你对环境污染对人群健康影响的流行病学调查有什么体会?

二、大气卫生环境质量案例分析

根据所给的数据,计算出各种大气质量指数(I_1、I_2、API),绘制大气质量玫瑰图,并加以讨论和评价。

(1) 对某市市区 1991～1995 年大气质量进行评价。其监测数据的平均浓度见表 1.14。采用杨克敌主编的《环境卫生学》(人民卫生出版社)第 1 版第十二章 I_1 指数计算公式,计算出各年的大气质量指数(I_1),并绘制历年变化趋势曲线。评价标准除 NO_x 采用一次最高容许浓度外,其他采用日平均最高容许浓度。

表 1.14　某市市区 1991～1995 年大气污染物指标（mg/m³）

	SO₂	NOₓ	Pb	TSP
1991	0.08	0.11	0.0018	0.26
1992	0.06	0.11	0.0017	0.28
1993	0.05	0.12	0.0020	0.28
1994	0.06	0.12	0.0024	0.3
1995	0.06	0.12	0.0028	0.31

（2）表 1.15 为某市 2001 年历次超标浓度资料。试采用杨克敌主编的《环境卫生学》（人民卫生出版社）第 1 版第十二章 I_2 指数计算公式，计算出该市大气污染超标指数（I_2）。

表 1.15　某市 2001 年历次超标浓度资料

污染物	浓度类别	全年监测数据	历次超标浓度（mg/m³）				
SO₂	一次	160	0.59	0.51	0.76	0.58	0.53
			0.71	0.52	0.61	0.57	0.51
			0.56	0.54	0.51	0.56	0.62
SO₂	日平均	20	0.16	0.22	0.18	0.17	0.19
			0.18	0.19	0.20	0.23	0.24
NO₂	一次	160	0.16	0.18	0.15	0.17	0.16
			0.21	0.22	0.25	0.20	0.19
PM10	日平均	20	0.166	0.288	0.198	0.178	0.216
			0.638	0.474	0.226	0.340	0.578
			0.216	0.222			
PM2.5	日平均	20	0.089	0.147	0.073	0.120	0.068
			0.250	0.132	0.091	0.105	0.083
Pb	日平均	20	0.0022	0.0015	0.0012	0.0054	0.0038
			0.0031	0.0069	0.0042		

注：按照当地监测计划，全年应取得的监测数据为：SO₂、NO₂ 一次浓度各 160 个，SO₂ 日平均浓度 20 个；PM10，PM2.5，Pb 日平均浓度 20 个。PM2.5 的浓度标准采取美国环境保护署于 1997 年颁布的日均值标准 0.065 mg/m³

（3）表 1.16 为某市的 A、B、C 3 个大气监测点（分别代表交通繁忙区、住宅区和工业区的大气监测点)2000 年大气检测数据(年平均浓度)。根据表中的监测数据计算大气质量指数(I_1)和大气污染超标指数(I_2),并绘制大气质量玫瑰图(参考杨克敌主编的《环境卫生学》(人民卫生出版社)第 1 版,环境质量评价章节中大气质量玫瑰图示例),再讨论这 3 个不同功能区的大气质量。

表 1.16 某市 2000 年 3 个大气监测点监测数据(年平均浓度,mg/m³)

监测点	大气质量指数					大气污染超标指数					
	SO_2	NO_x	Pb	PM10	I_1	SO_2 一次	SO_2 日平均	NO_x 一次	Pb 日平均	PM10 日平均	I_2
A	0.24	3.88	2.55	1.15	2.75	10.5	7.2	90.65	56.20	24.12	110.09
B	0.76	0.26	0.69	1.02	0.83	5.22	6.02	3.22	2.56	10.56	13.85
C	1.68	0.74	0.56	2.68	1.95	32.44	21.5	4.85	7.89	74.30	84.39

(4) 表 1.17 为某市 2001 年某监测点大气污染物 SO_2、NO_2、PM10 连续 5 日的当日平均污染浓度水平,试根据空气污染指数(API)计算公式,计算出各污染物的 API 分指数与该市的 API 指数,并对这 5 日的空气质量做出评价。

表 1.17 某市 2001 年某监测点连续 5 日的大气污染物指标(mg/m³)

SO_2	NO_2	PM10
0.054	0.064	0.092
0.052	0.086	0.166
0.066	0.112	0.248
0.033	0.072	0.144
0.038	0.08	0.15

(陈玉娟 方正美)

实验八　环境质量评价

 实验目的

为提高学生的实验设计、实验操作、结果分析等一系列提出问题、解决问题的能力,为将来从事相关工作打下坚实的基础,本书设置了环境质量评价实验。鉴于某公园离学校较近,其环境质量状况可近似反映学校周边环境质量,因此选择某公园作为研究现场。对某公园环境卫生进行监测和质量评价,通过该实验使学生掌握大气、水、土壤等环境介质中各项常见污染物的种类及其检测方法,并要求学生撰写某公园环境质量评价报告,从而提高他们对环境质量评价的能力。

 实验内容与方法

1. 实验步骤

(1) 课堂上,老师先布置课题。按班级分小组,每小组负责人及参加成员先撰写好策划书,确定监测项目、采样方法、监测方法等。

(2) 参加人员在老师指定的时间地点集合,由老师进行相关培训(采样方法、实验器材讲解、组员分组培训、分发仪器及采样设备等)。

(3) 由实验课授课老师及实验室教师带队进行现场采样,样品带回实验室或现场进行检测等。

(4) 实验室检测阶段要根据监测项目,安排不同时间点,在老师指导下使用实验室各类大型仪器设备进行检测。

(5) 综合研究结果,撰写环境质量评价报告(包括报告封面、研究背景、监测内容、监测方法、监测结果、分析与讨论等)。

2. 监测内容

(1) 大气。可开展气温、气压、气流等的测定;二氧化硫、氮氧化物、一氧化碳、臭氧、铅、甲醛、微生物的测定等。

(2) 水体。可开展一般化学指标,如 pH、水温、色度、电导率、总硬度、水中余氯、氨氮、亚硝酸盐氮、硝酸盐氮等的测定;需氯量测定、微生物测定;重金属测定,如铁、铜、铝、铅、砷等;有机污染综合指标,如化学需氧量、生化需氧量的测定。

(3) 土壤。可开展重金属、有机质等的测定。

（4）其他相关环境监测。

3. 结果与计算

报告撰写参考格式如下：

某公园环境质量评价报告

年　　级＿＿＿＿＿＿＿＿＿＿＿＿

专　　业＿＿＿＿＿＿＿＿＿＿＿＿

小组成员＿＿＿＿＿＿＿＿＿＿＿＿

＿＿＿＿＿＿＿＿＿＿＿＿

年　　　月　　　日

一、研究背景

通过网上检索资料及查阅文献资料,介绍某市环境质量状况及某公园背景资料等。

二、组织实施

介绍本小组如何组织实施本实验。如提前告知学生分组、集合时间地点,各小组组长先到实验室领取相关实验器材,再到集合地点汇合。全体同学在老师的带领下,有秩序地到实验现场——某公园。在现场,老师对相应实验项目的具体操作步骤进行讲解,学生开展实验等。

三、监测内容与方法

（一）空气

1. 采样方法

先确定污染源,以污染源为中心,距离中心 50 m 为半径,确定一个圆,在圆上每隔 45° 确定一个监测点。总共有 8 个监测点。将学生分成 2 组,每组负责检测 4 个监测点。

2. 指标测定

每组各带一套监测仪器,包括空气中甲醛检测仪、一氧化碳检测仪、二氧化碳检测仪、温湿度计、风速计等,测定环境气象条件和空气污染物浓度。

（二）水

1. 采样方法

（1）采取瞬时水样。沿河段选取三个等分点，以中间一个等分点将河段分为上游、中游、下游三段，三组同学按顺序分别位于上中下三个段点，规定一个试验点三组同学同时刻进行采样，采取 150 mL 的水样于采样瓶中，在瓶身用标签标记上采样组别和时间，在相同时间间隔分别进行三次取样，重复上述操作，将采取的水样带回实验室。

（2）混合样品。把从不同采样点同时采集的各个瞬时水样进行混合，根据一定的目的，分析同时取自不同采样点的混合样品。

2. 指标测定

（1）温度和 pH 的测定。第一组同学进行水样的温度和 pH 的测定，利用 pH 试纸和水体温度计进行测试。

（2）总溶解性固体物质（TDS）和水的硬度。第二组同学用所提供的仪器进行测量水的硬度和 TDS。

（3）水中色、嗅等的测定。第三组进行水样的色、嗅等的测定，观察混合水样的颜色，取部分水样于小烧杯中，用酒精灯进行加热，用扇闻法测样品的气味。

（三）土壤

1. 采样方法

首先确定采样点，根据地形和土壤状况，采用梅花形布点法，确定 5 个采样点。学生分成 5 组，分别采集 5 个采样点的土样。

在每个采样点取样，先用小土铲去除表层土壤，然后倾斜向下切取一片片的土壤。将各采样点的土样集中在一起混合均匀，按需要量装入袋中带回实验室。

2. 指标测定

样土处理：将新鲜湿土样平铺于干净的纸上，弄成碎块，摊成薄层，放在室内阴凉通风处自行风干。切忌阳光直接暴晒，避免被酸、碱、蒸气以及尘埃等污染。风干后的土样按不同分析要求研磨过筛，混匀后分别装入样品瓶，贴上标签备用。

再用能量色散 X 荧光光谱仪测定土壤中重金属（Mn、Fe、Cu、Zn、Pb、Cd 等）的含量。

四、活动结果

(一)测量结果

1. 空气中气象条件和污染物的测定

测定结果的参考模板,见表 1.18。

表 1.18　空气中污染物(甲醛、CO、CO_2)的测定结果

监测点项目	甲醛(mg/L)	CO(ppm)	CO_2(ppm)
监测点 1	0.05	0	438
监测点 2	0.04	0	410
监测点 3	0.04	0	410
监测点 4	0.04	0	408
监测点 5	0.08	0	439
监测点 6	0.07	0	409
监测点 7	0.07	0	413
监测点 8	0.08	0	420
平均值	0.059	0	418

气压:

气温:

气湿:

风速:

热辐射:

空气污染物:甲醛、CO、CO_2 等。

2. 水体中的一些常用指标的测定

水体中的一些常用指标的测定模板,见表 1.19。

表 1.19　水体中的常用指标测定

采样时刻	温度	pH	TDS 值	硬度(mg/L)	色	嗅
14:45	13.3 ℃	6	185	50	淡黄绿	无味
14:50	13.2 ℃	6	192	62.5	淡黄绿	无味
14:55	13.5 ℃	6	188	52.5	淡黄绿	无味

3. 土壤中重金属的测定

土壤中重金属的测定模板,见表1.20。

表 1.20　土壤中重金属的测定

元素名称	含量(mg/kg)	测量误差	限定标准	测试结果
Mn	746.20	74.62	1000	OK
Fe	4.61	0.46	1000	OK
Cu	139.26	13.93	1000	OK
Zn	130.24	13.02	1000	OK
Pb	<2	0.10	100	ND
Cd	<2	0.01	1000	ND

（二）实验讨论

围绕实验结果进行讨论。

（三）谈谈心得体会

（1）此次对某公园开展的环境监测活动让我们把课堂学到的理论知识运用到实践中,做到理论和实践相结合。

（2）通过这次活动能够加深我们对基本理论的理解和领悟,更加深入地了解环境评价与规划方面的相关知识。

（3）激发我们学习的积极性和主动性,为后续实践奠定基础。同时,也能开阔眼界,完善自己的知识结构,达到锻炼自身能力的目的。

（4）能更多地接触社会、了解社会,培育职业素养,提高我们的综合素质,使自己更具有竞争力,为未来的发展打下坚实的基础。

（黄月娥　汪安云）

实验九　环境噪声的测量

 实验目的

（1）了解环境噪声评价方法。

（2）熟悉声级计的工作原理。

（3）掌握环境噪声测定的方法。

 实验原理

声级计的工作原理：由传声器将声音转换成电信号，再由前置放大器变换阻抗，使传声器与衰减器匹配。放大器将输出信号加到计权网络，对信号进行频率计权，然后再经衰减器及放大器将信号放大到一定的幅值，送到有效值检波器，在指示表头上给出噪声声级的数值。

1. 传声器

传声器是把声压信号转变为电压信号的装置，也称为话筒，它是声级计的传感器。常见的传声器有晶体式、驻极体式、动圈式和电容式数种。

2. 放大器

一般采用两级放大器，即输入放大器和输出放大器，其作用是将微弱的电信号放大。

3. 计权网络

为了模拟人耳听觉在不同频率存在不同的灵敏性，在声级计内设有一种能够模拟人耳的听觉特性，把电信号修正为与听感近似值的网络，这种网络叫计权网络。

根据所使用的计权网络不同，分别称为 A 计权声级、B 计权声级、C 计权声级和 D 计权声级，分别记作 dB（A）、dB（B）、dB（C）和 dB（D）。

（1）A 计权声级是模拟人耳对 55 dB 以下低强度噪声的频率特性，对低频段有较大幅度的衰减，对高频段不衰减。

（2）B 计权声级是模拟 55～85 dB 的中等强度噪声的频率特性，对低频音有一定程度的衰减。

（3）C 计权声级是模拟高强度噪声的频率特性，对所有频率的声音几乎都同等程度地通过,故可视作总声级。

(4) D 计权声级是为测量飞机噪声而设计的,可直接用于测量飞机噪声强度。

其中,A 计权声级由于其特性曲线接近于人耳的听感特性,因此是目前世界上噪声测量中应用最广泛的一种,许多与噪声有关的国家规范都是按 A 计权声级作为指标的。

4. 检波器和指示表头

将放大到一定幅值的信号送到有效值检波器,在指示表头上给出噪声声级的数值。目前,测量噪声用的声级计的表头响应,按灵敏度可分为四种。

(1) S(慢):表头时间常数为 1000 ms,一般用于测量稳态噪声,测得的数值为有效值。

(2) F(快):表头时间常数为 125 ms,一般用于测量波动较大的不稳态噪声和交通运输噪声等。快挡接近人耳对声音的反应。

(3) 脉冲或脉冲保持:表针上升时间为 35 ms,用于测量持续时间较长的脉冲噪声,如冲床、按锤等,测得的数值为最大有效值。

(4) 峰值保持:表针上升时间小于 20 ms,用于测量持续时间很短的脉冲声,如枪声、炮声和爆炸声,测得的数值是峰值,即最大值。

5. 自动测量功能

即对等效连续声级 Leq、声暴露级 LAE、噪声剂量 DL 及瞬时声级 LP 的自动测量。

实验仪器

HS5618A 型积分声级计、风罩、携带箱各 1 台。

实验内容与方法

1. 测量条件

(1) 要求在无雨无雪的天气条件下进行测量。声级计的传声器膜片应保持清洁。风力在三级以上时必须加风罩(以避免风噪声干扰),五级以上大风时应停止测量。

(2) 手持仪器测量,传声器要求距离地面 1.2 m。传声器对准声源方向。

2. 测量方案

(1) 制订详细、周全、可行的监测方案,将校园按功能区(如教学楼、图书馆、食堂、宿舍等)划分网格并标记。

(2) 按照方案在各监测点上监测 1 min 等效连续声级并记录,共测量 3 次。

（3）对监测数据进行处理，给出校园声环境现状值。

（4）查阅《声环境质量标准》（GB 3096—2008），根据监测结果判断校园声环境质量是否达标，若不达标分析原因。同时可向学校相关部门反映情况并提出改进方案。

3. 测量步骤

（1）将校园按功能区（教学楼、图书馆、宿舍等）划分网格，测量点选在每个网格的中心，若中心点的位置不易测量，可移动到旁边能够测量的位置。

（2）每组配置一台声级计，按顺序到各网点测量数据。

（3）声音测量：打开声级计开关"ON"，按"Mode"按钮，显示"Leq"方式，按动"TIME"按钮使显示屏依次显示 MAN，10 s，1 min，5 min，10 min……当显示 1 min 时，按下"RUN & PAUSE"按钮，声级计即开始测量，同时屏幕显示闪烁的"Run"。

（4）当经过预定的测量时间后（1 min），仪器自动停止工作，呈"PAUSE"状态，显示的值即为刚才 1 min 之内的 Leq（等效声级）值。

（5）再次按动"RUN & PAUSE"键即可进入下一次测量，共需测量 3 次，取其平均值作为该网点的平均等效声压值。

（6）实验结束后将声级计开关拨至"OFF"状态，将声级计和防风罩放回携带箱，将携带箱扣紧后，转交至下一组测量人员。

4. 结果与计算

（1）环境噪声是随时间而起伏的无规律噪声，因此测量结果一般用统计值或等效声级来表示，本实验用等效声级表示。

（2）将各网点的各次 Leq 值的算术平均值作为该网点的环境噪声评价量。

（3）查阅《声环境质量标准》（GB 3096—2008），确定校园属几类区，应执行几类标准。找出标准值并将监测结果与标准值对照，判断校园环境声音是否达标。

 实验注意事项

（1）声级计属于精密贵重仪器，请同学们使用时多加小心，测量时避免意外磕碰或摔打。

（2）每组做完实验将仪器交至下组时，下一组应检查实验仪器的完好程度。

（3）声级计在调节过程中，若操作错误，可按"RESET"键复原。

（4）每组测量完毕后，请关闭声级计，避免电池损耗。

（5）声级计在运输过程中请注意安全。

实验报告撰写要求

（1）实验目的。

（2）实验原理。

（3）实验结果应用和评价。

附件 声环境质量标准（GB 3096—2008）

1. 适用范围

本标准规定了五类声环境功能区的环境噪声限值及测量方法。本标准适用于声环境质量评价与管理。机场周围区域受飞机通过(起飞、降落、低空飞越)噪声的影响，不适用于本标准。

2. 声环境功能区分类

按区域的使用功能特点和环境质量要求，声环境功能区分为以下5种类型：

（1）0类声环境功能区：指康复疗养区等特别需要安静的区域。

（2）1类声环境功能区：指以居民住宅、医疗卫生、文化教育、科研设计、行政办公为主要功能，需要保持安静的区域。

（3）2类声环境功能区：指以商业金融、集市贸易为主要功能，或者居住、商业、工业混杂，需要维护住宅安静的区域。

（4）3类声环境功能区：指以工业生产、仓储物流为主要功能，需要防止工业噪声对周围环境产生严重影响的区域。

（5）4类声环境功能区：指交通干线两侧一定距离之内，需要防止交通噪声对周围环境产生严重影响的区域，包括4a类和4b类两种类型。4a类为高速公路、一级公路、二级公路、城市快速路、城市主干路、城市次干路、城市轨道交通(地面段)、内河航道两侧区域；4b类为铁路干线两侧区域。

3. 环境噪声限值

各类声环境功能区适用表1.21规定的环境噪声限值。

表 1.21 环境噪声限值 单位:dB(A)

声环境功能区类别		时段	
		昼间	夜间
0 类		50	40
1 类		55	45
2 类		60	50
3 类		65	55
4 类	4a 类	70	55
	4b 类	70	60

(陈玉娟 朱丽君)

实验十　环境振动的测量

 实验目的

（1）了解城市区域环境振动标准。

（2）熟悉环境振动测定过程。

（3）掌握环境振级分析仪的使用方法。

 实验仪器

HS5933A 型环境振级分析仪。

 实验内容与方法

（一）测量方案

（1）制订详细、周全、可行的监测方案，将校园按功能区（如教学楼、图书馆、食堂、宿舍等）划分网格并标记。

（2）按照方案在各监测点监测 1 min 等效连续 Z 振级并记录，共测量 3 次。

（3）对监测数据进行处理，给出校园环境振动值。

（4）查阅《城市区域环境振动标准》（GB 10070—88），根据监测结果判断校园环境振动是否达标？若不达标分析原因。

（二）测量步骤

1. 通电检查

将频率计权开关设置于"VAL"位置，再拨动测量方式开关至"CAL"，此时电源接通，进行内部参考校准，显示器读数应能稳定指示在 120 dB ± 0.5 dB 内。若发现显示器左端出现"LOBAT"标记时，表示电池电压不足，请及时更换电池。

2. 确定测量点

将校园按功能区（教学楼、图书馆、宿舍等）划分网格，测量点选在建筑物室外 0.5 m 以内振动敏感处，必要时测量点可置于建筑物室内地面中央。

3. 测量准备

每组配置一台环境振级分析仪,依次到各网点测量数据。

4. 等效连续 Z 振级的测量

(1) 将振动传感器垂直置于建筑物地面。

(2) 频率计权开关设置于"Z"位置,与振动传感器放置方向相对应。

(3) 测量方式开关设置于"MEAS"位置。

(4) 输入日期:

① 按"TIME"键使时间设定循环至日期输入方式,如图 1.12 所示。

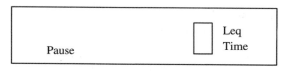

图 1.12　示意图

② 按"RUN/PAUSE"键,显示器中出现三位数,百位数先为 1,而十位、个位为随意数,可按"↑"键或"↓"键进行设定,再按"RUN/PAUSE"键确认,直至日期输入完整。表 1.22 给出的日期为 1997 年 9 月 18 日 8 时 16 分 9 秒。

表 1.22　操作示意表

百位数对应标记	百位数	十位个位数		先设定	后确认
年	1	9	7	按"↑"键或"↓"键	按"RUN/PAUSE"键
月	2	0	9	按"↑"键或"↓"键	按"RUN/PAUSE"键
日	3	1	8	按"↑"键或"↓"键	按"RUN/PAUSE"键
时	4	0	8	按"↑"键或"↓"键	按"RUN/PAUSE"键
分	5	1	6	按"↑"键或"↓"键	按"RUN/PAUSE"键
秒	6	0	9	按"↑"键或"↓"键	按"RUN/PAUSE"键

(5) 测量时间设定。在日期输入方式时,按"TIME"键进行时间设定。其中 5 min 与 10 min 同时显示表示 15 min;10 min 与符号同时显示表示 20 min;24 h 与 Time 同时显示表示整时 24 h。本实验选择 1 min。

(6) 测量运行。按"RUN/PAUSE"键进入自动测量状态,显示器左端出现闪动的"RUN"运行标记。到预定时间测量自动结束,"RUN"标记消失,转变为"PAUSE"暂停标记,且测量数据被保存在内存中。不做清除或关机后一定时间内数据不会丢失。

（7）读取数据。直接按"MODE"键，数据依次调出显示 VLeq→SD→VL90（先显示 90 后显示 VL90）→VL50（先显示 50 后显示 VL50）→VL10（先显示 10 后显示 VL10）→VL_{min}（先显示 0000 后显示 VL_{min}）→VL_{max}（先显示 9999 后显示 VL_{max}）→VLeq。本实验读取 VLeq 值。

（5）按照上述方法每个网点测量 3 次 VLeq 值，取其平均值作为该网点的平均等效 Z 振级值。

（6）实验结束后将仪器开关拨至"OFF"状态，把仪器装入携带箱并扣紧后，转交至下一组测量人员。

（三）结果与计算

（1）求出各网点的各次 VLeq 值的算术平均值，作为该网点的环境振级评价量。

（2）查阅《城市区域环境振动标准》（GB 10070—88），确定校园属几类区，应执行几类标准。找出标准值并将监测结果与标准值对照，判断校园环境振动是否达标。

 实验注意事项

（1）声级计属于精密贵重仪器，请同学们使用时多加小心，测量时避免意外磕碰或摔打。

（2）每组做完实验将仪器交至下组时，下一组应检查实验仪器的完好程度。

（3）声级计的调节过程中如果操作错误可按"RESET"键复原。

（4）每组测量完毕后，请关闭声级计，避免电池耗尽。

（5）声级计在运输过程中请注意安全。

 实验报告撰写要求

（1）实验目的。

（2）实验原理。

（3）实验结果应用和评价。

附件　城市区域环境振动标准（GB 10070—88）

1. 主题内容与适用范围

本标准贯彻《中华人民共和国环境保护法（试行）》，为控制城市环境振动污染而制订，规定了城市区域环境振动的标准值及适用地带范围和监测方法，适用于城市区域环境。

2. 标准值

（1）城市各类区域垂向 Z 振级标准值见表 1.23。

表 1.23　城市各类区域垂向 Z 振级标准值

适用地带范围	昼间	夜间
特殊住宅区	65	65
居民、文教区	70	67
混合区、商业中心区	75	72
工业集中区	75	72
交通干线道路两侧	75	72
铁路干线两侧	80	80

（2）本标准值适用于连续发生的稳态振动、冲击振动和无规则振动。

3. 适用地带范围的划定

（1）特殊住宅区指特别需要安静的住宅区。

（2）居民、文教区指纯居民和文教、机关区。

（3）混合区指一般商业与居民混合区；工业、商业、少量交通与居民混合区。

（4）商业中心区指商业集中的繁华地区。

（5）工业集中区指在一个城市或区域内规划明确的工业区。

（6）交通干线道路两侧指车流量每小时在 100 辆以上的道路两侧。

（7）铁路干线两侧指距每日车流量不少于 20 列的铁道外轨 30 m 外的两侧。

（黄月娥　范文燕）

第二章 职业卫生与职业医学

实验十一 体力劳动能力的测定
——PWC$_{170}$的测定

 实验目的

（1）了解 PWC$_{170}$的测定原理。

（2）熟悉 PWC$_{170}$测评的意义。

（3）掌握 PWC$_{170}$的测定和评定方法。

 实验原理

PWC$_{170}$指运动过程中心率达到 170 次/min 的相对稳定状态下，单位时间内机体所做的功。它反映了机体的工作能力尤其是有氧耐力水平。

PWC$_{170}$测定属于亚极限定量负荷运动试验。其直接测定较为复杂，需时较长，因此通常采用间接测定的方法。间接测定 PWC$_{170}$的原理是：运动过程中心率（心率在 120～180 次/min）和功率在一定的负荷范围内呈直线关系。依据这一相关关系，令受试者完成两次或两次以上不同负荷的运动，第一次运动负荷使心率达到 120 次/min 左右，第二次运动负荷使心率尽可能地接近 170 次/min。通过两次运动负荷的功率以及两次负荷后的心率，就可以推算出心率为 170 次/min 时机体所做的功。

 实验仪器

自行车功率计（或台阶）、秒表、节拍器、遥测心率仪或心电仪（或用手触脉搏的方法监测心率）。

 实验内容与方法

1. 实验内容

令受试者完成两次不同负荷的定量运动试验，每次负荷持续 3～5 min（以负荷时心率相对稳定为度，一般 3 min 即可），两次负荷之间休息 5 min，并于每次负荷后即刻测定心率。第一次负荷的功率在心率达到 120 次/min 左右为宜，第二次负荷的功率可根据第一次负荷后的心率来确定,以达到 170 次/min 心率的负荷为宜。负荷功率的选择可参考表 2.1。

表 2.1　负荷功率选择参考值

受试者 PWC_{170} 的估计值 （kg·m/min）	第一次负荷的功率 （kg·m/min）	第一次负荷后即刻心率（次/min）		
		100～109	110～119	120～129
		第二次负荷功率参考值（kg·m/min）		
1000 以下	400	900	800	700
1000～1500	500	1100	1000	900
1500 以上	600	1300	1100	1000

2. 结果与计算

（1）直接法（坐标法）。如图 2.1 所示,先在坐标纸上分别标出第一次和第二次负荷的心率-功率坐标点 A 和 B,连接 A、B 两点成一直线并延长,然后在心率为 170 次/min 处划一条与 X 轴相平行的水平线,使之与 A、B 延长线相交于 C 点,继而从 C 点划一条与 Y 轴相平行的水平线,使之垂直相交于 X 轴于 D 点,该点所表示的功率即为 PWC_{170}。

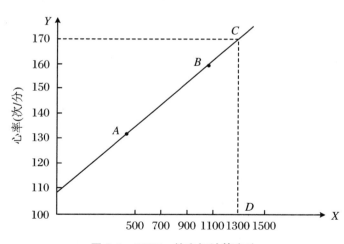

图 2.1　PWC_{170} 的坐标计算方法

（2）间接法。该方法根据公式计算而获得

$$PWC_{170} = W_1 + (W_2 - W_1) \frac{170 - P_1}{P_2 - P_1}$$

式中,W_1:第一次负荷的功率(kg·m/min);W_2:第二次负荷的功率(kg·m/min);

P_1：第一次负荷的心率（次/min）；P_2：第二次负荷的心率（次/min）。

在进行 PWC_{170} 的机能试验后，将所测得的 W_1、W_2、P_1、P_2 的数据代入公式，便能精确地计算出受试者的 PWC_{170} 值。

 应用与评价

一般来说，PWC_{170} 值越高，表示受试者身体工作能力（包括心脏的做功能力）越强。不同运动项目、不同性别之间 PWC_{170} 值有明显的差异，一般耐力项目运动员的 PWC_{170} 值较高，男性的 PWC_{170} 值高于女性。我国部分运动员的 PWC_{170} 数值见表2.2、表2.3。

表 2.2　中国部分优秀运动员 PWC_{170} 试验正常值（男）

项　目	例　数	PWC_{170} 绝对值 （kg·m/min）	PWC_{170} 相对值 （kg·m/(min·kg)）
羽毛球	22	1632±46	24.7±0.66
足　球	22	1670±40	24.2±0.54
中长跑	14	1596±46	23.8±0.08
短　泳	41	1563±24	22.7±0.30
乒乓球	33	1465±25	21.9±0.33
长　游	8	1608±57	21.8±0.53
短　跑	12	1433±35	20.8±0.60
体　操	13	1155±46	20.8±0.92
排　球	21	1651±57	20.6±0.37
跑　步	11	1342±51	19.4±0.73
投　掷	10	1697±74	17.4±0.92

表 2.3　中国部分优秀运动员 PWC_{170} 试验正常值（女）

项　目	例　数	PWC_{170} 绝对值 （kg·m/min）	PWC_{170} 相对值 （kg·m/(min·kg)）
中长跑	11	1090±25	20.2±0.49
长　游	15	1148±27	20.0±0.44
羽毛球	24	1129±35	19.4±0.61

续表

项　目	例　数	PWC$_{170}$绝对值 （kg · m/min）	PWC$_{170}$相对值 （kg · m/(min · kg)）
体　操	18	747 ± 29	19.0 ± 0.49
跳　水	10	1096 ± 60	18.8 ± 1.01
短　泳	28	1012 ± 17	18.6 ± 0.24
篮　球	15	1359 ± 54	17.8 ± 0.79
排　球	21	1225 ± 27	17.8 ± 0.50
短　跑	13	985 ± 34	17.5 ± 0.18
乒乓球	23	938 ± 26	17.2 ± 0.43
投　掷	13	1263 ± 42	15.5 ± 0.52

 实验注意事项

（1）测试前受试者应有充足的休息。测验前至少1 h 不进食、不饮水、不吸烟。

（2）运动时间：受试者在进行定量负荷运动时，当身体功能动员起来并达到稳定状态后再运动30 s 即可，绝大多数受试者运动3 min 就可达到相对稳定状态的水平。因此，试验时间不宜过长，否则体力消耗过大。

（3）两次负荷之间应休息5 min，采用静坐方式休息。

（4）如果没有心电仪或遥测心率仪，可以用手触脉搏的方法计数负荷后第一个10 s 的心率，然后乘以6 即为每分钟的心率。

 测试方法——台阶试验法

如果没有自行车功率计，可以用台阶试验法来测定PWC$_{170}$值，计算公式为

$$W = p \cdot h \cdot \frac{n}{t}\left(1 + \frac{1}{3}\right)$$

式中，W = 功率（kg · m/min）；p = 体重（kg）；h = 台阶高度（m）；n = 上下台阶次数（次）；t = 上下台阶总时间（min）。

由于下台阶所做的功大约是上台阶所做功的三分之一，故台阶试验中所做的功可用上述公式计算。

例如：受试者体重为50 kg，台阶高度为0.5 m，上下台阶总次数为140 次，上下台阶总时间为5 min，其功率为

$$W = 50 \times 0.5 \times \frac{140}{5} \times \left(1 + \frac{1}{3}\right) = 933 \, \text{kg} \cdot \text{m/min}$$

 结果评价

PWC_{170} 分级标准参见表 2.4。

表 2.4　PWC_{170} 分级标准(参考建议)

性别	较差	合格	优秀
男	<800	800~1150	>1150
女	<550	550~900	>900

 实验报告撰写要求

(1) 实验目的。

(2) 实验原理。

(3) 实验结果应用和评价。

(4) 应用和评价。

(陈佰锋)

实验十二　尿中 δ-氨基-γ 酮戊酸(δ-ALA)检测

 实验目的

(1) 了解 δ-ALA 测定的临床意义。

(2) 熟悉 δ-ALA 测定的原理。

(3) 掌握 δ-ALA 测定的方法。

 实验原理

尿中 δ-氨基乙酰丙酸(δ-ALA)与乙酰乙酸乙酯缩合成吡啶化合物。此化合物可被乙酸乙酯萃取,并与对-二甲氨基苯甲醛反应生成红色化合物,可在波长 554 nm 处比色定量。

 实验仪器和试剂

1. 仪器

10 mL 具塞比色管,10 mL 离心管(或小号比色管),吸管,水浴锅,电炉,离心机(1500～2000 r/min),721 型分光光度计,尿比重计。

2. 试剂

(1) 冰乙酸。

(2) 高氯酸。

(3) 无水乙酸钠。

(4) 对-二甲氨基苯甲醛。

(5) 乙酰乙酸乙酯。

(6) 乙酸乙酯。

(7) 缓冲溶液(pH 4.6):向 700 mL 水中加入 57 mL 冰乙酸、82 g 无水乙酸钠,溶解后加水定容至 1000 mL。

(8) 显色剂:向 50 mL 量筒中依次加入 30 mL 冰乙酸、1 g 对-二甲氨基苯甲醛、5 mL 高氯酸和 5 mL 水,溶解后用冰乙酸稀释至 50 mL,混匀,于冰箱中保存。

(9) δ-ALA 标准液:称取 0.0128 g δ-ALA · HCL,用水溶解后移入 100 mL 容

量瓶中,稀释至刻度。此溶液 ALA 浓度为 0.1 mg/mL。再用水稀释成 10 μg/mL 的标准应用液。

 实验内容与方法

1. 实验步骤

(1) δ-ALA 标准曲线的绘制。

取 10 mL 具塞比色管 6 支,按表 2.5 配制 δ-ALA 标准色列。

表 2.5　δ-ALA 标准溶液配制

试　剂	比色管管号					
	0	1	2	3	4	5
δ-ALA 标准应用液(mL)	0	0.1	0.3	0.5	0.7	1
水(mL)	2	1.9	1.7	1.5	1.3	1
δ-ALA 含量(μg)	0	1	3	5	7	10

① 各加入 2 mL 缓冲溶液,0.4 mL 乙酰乙酸乙酯,混匀。于沸水中加热 10 min,取出冷却至室温。

② 各加入 4 mL 乙酸乙酯,加塞振摇 100 次,离心 5 min,取出静置分层。

③ 分别取 2 mL 乙酸乙酯于另外 6 支 10 mL 离心管中,各加显色剂 2 mL,加塞振摇,静置 10 min。

④ 在波长 554 nm 处,以乙酸乙酯作参比,测定吸光度。以 δ-ALA 浓度为横坐标,吸光度为纵坐标,绘制标准曲线。

(2) 尿样测定。

① 采样:自留尿样,测比重。

② 取两支 10 mL 具塞比色管,各加入 1 mL 尿样、1 mL 水和 2 mL 缓冲液,混匀。其一为样品管,另一为尿样空白管。向样品管中加入 0.4 mL 乙酰乙酸乙酯,空白管中加入 0.4 mL 缓冲液,分别混匀,同时置于沸水中加热 10 min,取出冷却至室温。

③ 以下步骤按上述标准曲线的绘制②～④步骤进行,用 721 分光光度法进行比色定量。样品管吸光度减去尿样空白管吸光度,查标准曲线得样品管中 δ-ALA 的含量。

2. 结果与计算

计算公式为

$$X = \frac{m}{V} \times k$$

式中，X：尿中 δ-ALA 的校正浓度；m：由标准曲线查出的 δ-ALA 含量（μg）；V：分析时所取尿样的体积（mL）；k：尿样换算成标准比重下的浓度校正系数。

$$k = \frac{1.020 - 1}{\text{实测比重} - 1}$$

尿 δ-氨基-r-酮戊酸≥61.0 μmol/L（8 mg/L、8000 μg/L）者，可诊断为铅中毒。

 实验注意事项

（1）当尿中 δ-ALA 浓度高，颜色深时，可减少取样量。

（2）尿中无机盐太多，发生沉淀时，可离心，取上清液测定。

（3）显色反应后，应在 1 h 内进行比色。

（4）乙酰乙酸乙酯如变黄，不能再用，显色剂须新鲜配制。

 实验报告撰写要求

（1）实验目的。

（2）实验原理。

（3）实验结果应用和评价。

（陈佰锋　常微微）

实验十三 全血胆碱酯酶活性的测定 （三氯化铁比色法）

 实验目的

（1）了解胆碱酯酶活性测定的临床意义。

（2）熟悉三氯化铁比色法的原理。

（3）掌握三氯化铁比色法的测定方法。

 实验原理

血液胆碱酯酶可使乙酰胆碱水解生成胆碱和乙酸，终止反应后，剩余的乙酰胆碱与碱性羟胺作用生成乙酰羟胺，然后在酸性环境中与三氯化铁反应生成棕红色羟肟酸铁络合物。根据其颜色深浅进行比色定量，从而推算出胆碱酯酶活性。

 实验仪器和试剂

1. 仪器

分光光度计，恒温水浴箱（±0.5 ℃），采血针，血红蛋白吸管（20 μL 刻度），微量移液器，刻度吸管，试管，漏斗，容量瓶。

2. 试剂

试剂均为分析纯，水应为新煮沸去除二氧化碳的蒸馏水。

（1）磷酸盐缓冲溶液（pH = 7.2）。

准确称取 16.72 g 磷酸氢二钠（$Na_2HPO_4 \cdot 12H_2O$）和 2.72 g 磷酸二氢钾（KH_2PO_4），用水溶解并稀释到 1000 mL，置于 4 ℃冰箱中保存。

（2）碱性羟胺溶液。

临用时将 139 g/L 的盐酸羟胺溶液与 140 g/L 的氢氧化钠溶液等体积混合。

（3）盐酸溶液（1＋2）。

浓盐酸 1 份加水 2 份混合。

（4）三氯化铁溶液 100 g/L。

称取 10 g 三氯化铁（$FeCl_3 \cdot 6H_2O$），加浓盐酸 0.84 mL，溶解后再加水至

100 mL,贮存于棕色瓶中。

(5)氯化乙酰胆碱标准溶液。

标准贮备液:精确称取 1.2716 g 氯化乙酰胆碱,用 pH=7.2 的磷酸盐缓冲液溶解并稀释至 100 mL。此溶液 1 mL 含 70 μmol 乙酰胆碱,于 4 ℃冰箱内保存。

标准应用液:取标准贮备液用磷酸盐缓冲液稀释 10 倍。此液 1 mL 含 7 μmol 乙酰胆碱,于临用前配制。

 实验内容与方法

1. 实验步骤

(1)乙酰胆碱标准曲线的绘制。取 6 支试管,按表 2.6 配制乙酰胆碱标准溶液。

表 2.6 乙酰胆碱标准溶液配制

试 剂	管 号					
	1	2	3	4	5	6
乙酰胆碱标准应用液(mL)	0	0.2	0.4	0.6	0.8	1
磷酸盐缓冲液(mL)	2	1.8	1.6	1.4	1.2	1
乙酰胆碱含量(μmol)	0	1.4	2.8	4.2	5.6	7

摇匀,各管加碱性羟胺 4 mL,立即振摇 3 min,加盐酸溶液(1+2)2 mL,振摇 2 min,加 100 g/L 三氯化铁溶液 2 mL,摇匀,过滤,于 520 nm 波长处测吸光度(以试剂空白调零),按氯化乙酰胆碱不同微克分子数与光密度的相对关系绘制标准曲线。

(2)样品测定。向 A 管(样品管)和 B 管(对照管)两管中各加入 0.98 mL 磷酸缓冲液及末梢血 20 μL,摇匀(注意防止产生泡沫),置于 37 ℃水浴预热 5～10 min。向 A 管中加入氯化乙酰胆碱标准应用液 1 mL,准确计时并混匀,于 37 ℃±0.05 ℃水浴保温 30 min 后立即加碱性羟胺溶液 4 mL,振摇 3 min 终止反应。B 管中先加碱性羟胺溶液 4 mL,振摇后再加入氯化乙酰胆碱标准溶液 1 mL 与 A 管同样于水浴保温,以下步骤 A、B 两管均按标准曲线制备进行。

2. 结果与计算

(1)被水解氯化乙酰胆碱的吸光度 = 对照管 B 的吸光度 - 样品管 A 的吸光度。胆碱酯酶活性值(μmol/mL 全血,37 ℃ 30 min)= $C/0.02$。式中,C 是被水解氯化乙酰胆碱的吸光度从氯化乙酰胆碱标准曲线上查得相应的被水解氯化乙酰胆碱量（μmol）。此值为 0.02 mL 血经 37 ℃30 min 反应条件下的胆碱酯酶活性绝对值。如按每升血计算则为 mmol/L。

（2）血液胆碱酯酶活性相对值 $= \dfrac{样品胆碱酯酶活性绝对值}{正常参考值} \times 100$。式中，正常参考值即健康人的胆碱酯酶活性绝对值。

 实验注意事项

（1）氯化乙酰胆碱在空气中易潮解，故需用具盖称量瓶尽快称好。

（2）由于本方法是测定剩余的乙酰胆碱，而氯化乙酰胆碱易分解，最好每次测定均能配制标准曲线。当发现氯化乙酰胆碱储备液浓度低于原浓度而影响测定时，需重新配制。

（3）水浴温度和保温时间都能影响酶的反应，因此必须严格控制温度。

（4）加三氯化铁溶液显色后，棕红色铁络合物易退色，故应在 20 min 内比色完毕。如有大批样品需要分析，可分批加三氯化铁溶液。

（5）本方法检测下限为 0.024 mmol/L；线性范围为 0.024～10 mmol/L；在 1.4 mmol/L、4.2 mmol/L、7 mmol/L 时，变异系数分别为 12.8%、9%、6.4%。

 实验报告撰写要求

（1）实验目的。

（2）实验原理。

（3）实验结果应用和评价。

（陈佰锋）

实验十四　采石作业环境劳动卫生基本情况调查

 实验目的

（1）了解粉尘浓度及粉尘分散度的评价意义。

（2）熟悉总粉尘浓度的测定及粉尘分散度的测定原理。

（3）掌握总粉尘浓度、分散度的测定的方法。

一、总粉尘浓度的测定——滤膜质量法

 实验原理

抽取一定体积的含尘空气，将粉尘阻留在已知质量的滤膜上，由采样后滤膜的增量，求出单位体积空气中的粉尘质量（mg/m³）。

 实验仪器

粉尘采样器（在需要防爆的作业场所用防爆型采样器），滤膜（用过氯乙烯纤维滤膜），滤膜夹、样品盒、镊子，分析天平，秒表，干燥器（内盛变色硅胶）。

 实验内容与方法

1. 滤膜的准备

用镊子取下滤膜（直径为 40 mm）两面的夹衬纸，置于天平上称量，记录初始质量，然后将滤膜装入滤膜夹中，确认滤膜无褶皱或裂缝后，放入编好号的样品盒中备用。

2. 采样

（1）采样器架设于工人经常操作的地点，即距地面约 1.5 m 高的作业人员呼吸的地带。有风流影响时，一般应选择在作业地点下风侧或回风侧；在移动的扬尘点，应设于作业人员活动中有代表性的地方，或架设于移动设备上。

（2）用一个准备好的滤膜夹，装入采样头并拧紧，调节采样器至所需流量，然

后将已称量滤膜换入采样头,使滤膜受尘面迎向含尘空气,若生产中遇到飞溅的泥浆、沙粒对样品产生污染时,受尘面可侧向含尘空气。

(3)采样流量:15~40 L/min,流量应稳定。

(4)采样的持续时间应根据测尘点粉尘浓度的估计值及滤膜上所需粉尘增量而定(1~10 mg),但采样时间不应少于 10 min(当粉尘浓度高于 10 mg/m³ 时,采气量不得少于 0.2 m³;低于 2 mg/m³ 时,采气量应为 0.5~1 m³)。同时填写采样记录表。

(5)采样结束后,用镊子将滤膜从滤膜夹上取下,将受尘面向内折叠几次,用衬纸包好,放入样品盒中或装入自备的样品夹中,带回实验室。

(6)采样后滤膜一般情况下不需做干燥处理,可直接放在天平上称量,并记录其质量。如果采样现场的相对湿度在 90% 以上时,应将滤膜放在干燥器内干燥 2 h 后称重,并记录结果;然后再放入干燥器中干燥 30 min,再次称重。如滤膜上有雾滴存在时,应先放在干燥器内干燥 12 h 后称重,记录结果;再放在干燥器内干燥 2 h,再次称重。当相邻两次的质量差不超过 0.1 mg 时取其最小值。

3. 结果与计算

计算公式为

$$c = (m_2 - m_1) \times \frac{1000}{Vt}$$

式中,c:空气中粉尘浓度(mg/m³);m_1:采样前的滤膜质量(mg);m_2:采样后的滤膜质量(mg);t:采气时间(min);V:采样流量(L/min)。

 实验注意事项

(1)本方法为我国现行卫生标准采用的基本方法。如果使用其他仪器或方法测定粉尘质量浓度时,必须以本法为基准。

(2)氯乙烯纤维膜不耐高温,在 55 ℃ 以上现场采样时不宜使用,可改为玻璃纤维滤膜。

(3)采样前后,滤膜称重要在同一天平上进行,以避免系统误差或仪器误差。

(4)采样后,滤膜的粉尘增重若小于 1 mg 或大于 20 mg 时应重新采样。

(5)采样现场空气中有油雾时,可用石油醚或航空汽油浸洗,晾干后再称重。

二、粉尘分散度的测定——滤膜溶解涂片法

 实验原理

采样后的滤膜溶解于有机溶剂中,形成粉尘颗粒的混悬液,涂片后,在显微镜下用目镜测微尺测量粉尘颗粒的大小。

 实验仪器

醋酸丁酯,小烧杯或小试管,小玻璃棒,玻璃滴管或吸管,载玻片,生物显微镜(带目镜测微尺),物镜测微尺。

 实验内容与方法

(1)将采样后的滤膜放入小烧杯或小试管中,用吸管或玻璃滴管加入 2 mL 醋酸丁酯,用玻璃棒搅拌使滤膜溶解,制成粉尘混悬液,立即用玻璃滴管吸取一滴混悬液于载玻片上,推涂片,待自然挥发形成透明膜,贴上标签,注明编号、采样地点、时间。

(2)物镜测微尺是一标准尺度,其长为 1 mm,分为 100 等分刻度,每一分度值为 0.01 mm,即 10 μm(见图 2.2)。

(3)目镜测微尺的标定。把物镜测微尺放于目镜内,在低倍镜下找到物镜测微尺的刻度线,把它移至视野中央,然后换成 400～600 倍放大倍率,调刻度线至清晰,移动载物台,在视野中使物镜测微尺与目镜测微尺的任一刻度相重合,然后再向同一方向找出两尺再次相重合的刻度,分别数出相重合部分的目镜测微尺(见图 2.3)和物镜测微尺的刻度数。

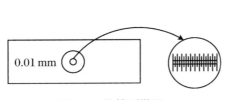

图 2.2　物镜测微尺

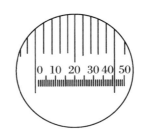

图 2.3　目镜测微尺的标定

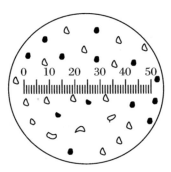

图 2.4　粉尘分散度的测量

计算目镜测微尺每刻度间距(μm):

$$D = \frac{a}{b} \times 10$$

式中,D:目镜测微尺每刻度间距(μm);a:物镜测微尺的刻度数;b:目镜测微尺的刻度数;10:物镜测微尺每刻度间距(μm)。

(4) 取下物镜测微尺,将粉尘标本片放在载物台上,先用低倍镜找到粉尘粒子,然后在标定目镜测微尺时所用的放大倍率下,用目镜测微尺测量每个粉尘粒子的大小(见图 2.4),移动标本,使粉尘粒子依次进入目镜测微尺范围,遇长径量长径,遇短径量短径,测量每个尘粒。每个标本测量 200 个尘粒,按表 2.7 分组记录。

表 2.7　粉尘数量分散度测量记录表

单位_____;采样地点_____;采样时间_____;滤膜编号_____

粒径(μm)	<2	2~	5~	≥10	总计
尘粒数(个)					
百分数					100%

 实验注意事项

(1) 为避免粉尘污染,制好的涂片应置于玻璃器皿中保存。

(2) 涂片上粉尘颗粒过多,加醋酸丁酯稀释;粉尘颗粒少,将同一采样点的两张滤膜一并溶解后再制片进行测量,结果不受影响。

(3) 已标定的目镜测微尺,只能在标定时所用的目镜和物镜放大倍率下应用。

(4) 应选择涂片标本中粉尘分布较均匀的部位进行测量,以减少误差。

(5) 本法不适于有机溶剂中的粉尘和纤维粉尘,此类粉尘应改用自然沉降法测定。

 实验报告撰写要求

(1) 实验目的。

(2) 实验原理。

(3) 实验结果应用和评价。

(陈佰锋　黄月娥)

实验十五　尘肺 X 线胸片读片

 实验目的

（1）了解各种尘肺病的诊断的 X 射线胸片的诊断要求。

（2）熟悉职业性尘肺病的 X 射线胸片的诊断原则。

（3）掌握职业性尘肺病的 X 射线胸片的诊断分期及处理原则。

 实验参考标准

《职业性尘肺病的诊断标准》（GBZ 70—2015）。

 实验内容与方法

（一）术语和定义

1. 尘肺病（pneumoconiosis）

在职业活动中长期吸入生产性、矿物性粉尘并在肺内潴留而引起的以肺组织弥漫性纤维化为主的疾病。

2. 小阴影（small opacity）

在 X 射线胸片上，肺野内直径或宽度不超过 10 mm 的阴影。小阴影按其形态分为网形和不规则形两类。

3. 密集度（profusion）

指一定范围内小阴影的数量。密集度划分为 4 大级，每大级再划分为 3 小级，即 4 大级 12 小级分类法。

4. 大阴影（large opacity）

在 X 射线胸片上，肺野内直径或宽度大于 10 mm 的阴影。

5. 小阴影聚集（small opacity aggregation）

在 X 射线胸片上，肺野内出现局部小阴影明显增多聚集成簇的状态，但尚未形成大阴影。

6. 胸膜斑（pleural plague）

在 X 射线胸片上，肺野内除肺尖部和肋膈角区以外出现的厚度大于 5 mm 的局限性胸膜增厚，或局限性钙化胸膜斑块，一般由于长期接触石棉粉尘而引起。

7. 肺区(lung zone)

在 X 射线胸片上，将肺尖至膈顶的垂直距离等分为三，用等分点的水平线将左右肺野各分为上、中、下 3 个肺区，左右共 6 个肺区。

(二) 诊断原则

根据可靠的生产性、矿物性粉尘接触史，以技术质量合格的 X 射线高千伏或数字化摄影(DR)后前位胸片表现为主要依据，结合工作场所职业卫生学、尘肺流行病学调查资料和职业健康监护资料，参考临床表现和实验室检查，排除其他类似肺部疾病后，对照尘肺病诊断标准片方可诊断。

劳动者临床表现和实验室检查符合尘肺病的特征，没有证据否定其与接触粉尘之间必然联系的，应当诊断为尘肺病。

(三) 诊断分期

1. 尘肺一期

有下列表现之一者：

(1) 有总体密集度 1 级的小阴影，分布范围至少达到 2 个肺区。

(2) 接触石棉粉尘，有总体密集度 1 级的小阴影，分布范围只有 1 个肺区，同时出现胸膜斑。

(3) 接触石棉粉尘，小阴影总体密集度为 0，但至少有 2 个肺区小阴影密集度为 0/1，同时出现胸膜斑。

2. 尘肺二期

有下列表现之一者：

(1) 有总体密集度 2 级的小阴影，分布范围超过 4 个肺区。

(2) 有总体密集度 3 级的小阴影，分布范围达到 4 个肺区。

(3) 接触石棉粉尘，有总体密集度 1 级的小阴影，分布范围超过 4 个肺区，同时出现胸膜斑并已累及部分心缘或膈面。

(4) 接触石棉粉尘，有总体密集度 2 级的小阴影，分布范围达到 4 个肺区，同时出现胸膜斑并已累及部分心缘或膈面。

3. 尘肺三期

有下列表现之一者：

(1) 有大阴影出现，其长径不小于 20 mm，短径大于 10 mm。

(2) 有总体密集度 3 级的小阴影，分布范围超过 4 个肺区并有小阴影聚集。

（3）有总体密集度 3 级的小阴影，分布范围超过 4 个肺区并有大阴影。

（4）接触石棉粉尘，有总体密集度 3 级的小阴影，分布范围超过 4 个肺区，同时单个或两侧多个胸膜斑长度之和超过单侧胸壁长度的二分之一或累及心缘使其部分显示蓬乱。

（四）小阴影形态、密集度、分布范围的判定及附加符号

1．圆形小阴影的形态及大小以英文字母 p、q、r 表示

（1）p：直径最大不超过 1.5 mm。

（2）q：直径大于 1.5 mm，不超过 3 mm。

（3）r：直径大于 3 mm，不超过 10 mm。

2．不规则形小阴影以英文字母 s、t、u 表示

（1）s：宽度最大不超过 1.5 mm。

（2）t：宽度大于 1.5 mm，不超过 3 mm。

（3）u：宽度大于 3 mm，不超过 10 mm。

3．判定及记录方法

小阴影的形态及大小的判定以相应标准片所示为准。

阅读胸片时应记录小阴影的形态和大小。胸片上的小阴影几乎全部为同一形态和大小时，将其字母符号分别写在斜线的上面和下面，例如：p/p、s/s 等；胸片上出现两种以上形态和大小的小阴影时，将表示主要形态和大小的小阴影字母符号写在斜线上面，次要的且有相当数量的另一种写在斜线下面，例如：p/q、s/p、q/t 等。

4．密集度

（1）4 大级分级。密集度可简单地划分为 4 级：① 0 级：无小阴影或极少，不足 1 级的下限。② 1 级：有一定量的小阴影。③ 2 级：有多量的小阴影。④ 3 级：有很多量的小阴影。

（2）小级分级。小阴影密集度是一个连续的由少到多的渐变过程，为客观地反映这种改变，在 4 大级的基础上再把每级划分为 3 小级，即 0/−,0/0,0/1 为 0 级；1/0,1/1,1/2 为 1 级；2/1,2/2,2/3 为 2 级；3/2,3/3,3/+ 为 3 级。划分目的在于提供更多的信息，更细致地反映病变情况，以进行流行病学研究和医学监护。

（3）判定及记录方法。① 判定原则：小阴影密集度的判定应以相应的标准片为依据，文字部分只起说明作用。判定肺区密集度的原则是小阴影分布范围至少占该区面积的三分之二。② 肺区密集度判定：在小阴影形态判定的基础上，对照相应形态的密集度组合标准片判定各肺区小阴影密集度，以 12 小级分级表示。若小阴影密集度与标准片基本相同，可分别记录为 1/1,2/2,3/3。若小阴影密集度

和标准片比较,认为较高一级或较低一级也应认真考虑,则同时记录下来,例如2/1或2/3,前者含义是密集度属2级,但1级也要考虑;后者含义是密集度属2级,但3级也要考虑。③ 总体密集度判定:总体密集度是指全肺内密集度最高肺区的密集度,是在对小阴影密集度分肺区判定的基础上对全肺小阴影密集度的一个总体判定,以4大级分级表示。

分布范围判定:小阴影分布范围是指出现有密集度1级及以上小阴影的肺区数。

（五）附加符号

bu:肺大泡;ca:肺癌和胸膜间皮瘤;cn:小阴影钙化;cp:肺心病;cv:空洞;ef:胸腔积液;em:肺气肿;es:淋巴结蛋壳样钙化;ho:蜂窝肺;pc:胸膜钙化;pt:胸膜增厚;px:气胸;rp:类风湿性尘肺;tb:活动性肺结核。

（六）胸片质量与质量评定

1. 胸片质量

（1）基本要求。① 应包括两侧肺尖和肋膈角,胸锁关节基本对称,肩胛骨阴影不与肺野重叠。② 片号、日期及其他标志应分别置于"两肩"上方,排列整齐,清晰可见,不与肺野重叠。③ 照片无伪影、漏光、污染、划痕、水渍及体外物影像。

（2）解剖标志显示。① 两侧肺纹理清晰、边缘锐利,并延伸到肺野外带。② 心缘及横膈面成像锐利。③ 两侧侧胸壁从肺尖至肋膈角显示良好。④ 气管、隆突及两侧主支气管轮廓可见,并可显示胸椎轮廓。⑤ 心后区肺纹理可以显示。⑥ 右侧膈顶一般位于第十后肋水平。

（3）光密度。① 上中肺野最高光密度应在1.45～1.75范围。② 高千伏胸片膈下光密度小于0.28,DR胸片膈下光密度小于0.30。③ 直接曝光区光密度大于2.5。

2. 胸片质量分级

（1）一级片（优片）。完全符合胸片质量要求。

（2）二级片（良片）。不完全符合胸片质量要求,但尚未降到三级片。

（3）三级片（差片）。有下列情况之一者为三级片,不能用于尘肺病初诊:① 不完全符合胸片质量基本要求,影响诊断的缺陷区域面积之和在半个肺区至1个肺区之间。② 两侧肺纹理不够清晰锐利,或局部肺纹理模糊,影响诊断的缺陷区域面积之和在半个肺区至1个肺区之间。③ 两侧肺尖至肋膈角的侧胸壁显示不佳,气管轮廓模糊,心后区肺纹理难以辨认。④ 吸气不足,右侧膈顶位于第八后肋及以上水平。⑤ 照片偏黑,上中肺区最高光密度在 1.85～1.9;照片偏白,上中肺区最高光密度在 1.3～1.4;灰雾度偏高,膈下光密度在 0.4～0.5;直接曝光区光密度在 2.2～2.3。

(4)四级片(废片)。胸片质量达不到三级片的为四级片,不能用于尘肺病诊断。

(七)尘肺病 X 射线诊断标准片

标准片是尘肺病诊断标准的组成部分,主要是表达难以用文字表述的 X 射线影像学改变。故尘肺病各种 X 射线影像学改变的判定应以标准片为准,文字部分只起说明作用。

1.标准片的编制原则

小阴影形态和密集度表达准确、使用方便。

2.标准片的组成和内容

标准片由 7 张组合片和 19 张全肺大片组成。组合片分别表达不同形态、大小的小阴影密集度及不同部位的胸膜斑。小阴影密集度的组合片按各级密集度的中点编制,即 0/0、1/1、2/2、3/3。全肺大片主要示范各期尘肺病小阴影密集度和分布范围之间的关系及大阴影。除标准片说明中标明为数字摄影的胸片外,其余均为普通高千伏胸片。

3.标准片的应用

在阅读 X 射线胸片进行尘肺病诊断和分期时,尤其是在判定小阴影的形态、大小和密集度时,必须与相应的组合标准片对照。

各期尘肺病全肺大片标准片是诊断和分期的参照。

(八)尘肺病诊断读片要求

(1)读片时一般取坐位,观片灯的位置应适当,一般置于读片者眼前 25 cm(利于观察小阴影)至 50 cm(利于观察全胸片)处。

(2)读片时可以按照胸片拍摄的时间先后顺序观察比较影像学的动态变化。

(3)读片时应参考标准片,一般应将需诊断的胸片放在灯箱中央,两旁放需参照的标准片。

(4)观片灯至少为 3 联灯箱,最好为 5 联。观片灯最低亮度不低于 3000 cd,亮度均匀度(亮度差)小于 15%。

(5)读片室内应保持安静,无直接的其他光线照射到观片灯上,读片速度根据个人习惯而定,但应在 1～1.5 h 休息一次,使读片者视力和脑力能保持良好的分辨状态。

胸片读片记录随结果填于表 2.8。

表 2.8　胸片读片记录表

单位＿＿＿＿＿＿＿＿＿＿；姓名＿＿＿＿＿＿；性别　男＿＿＿女＿＿＿

读片日期					
累计工龄					
摄片日期					
片　　号					
胸片质量					
小阴影	形态大小				
	总体密集度				
	范　　围				
小阴影聚集					
大阴影	小于右上肺区				
	大于右上肺区				
胸膜病变	局部增厚				
	弥漫增厚				
	胸膜钙化				
	心缘蓬乱				
附加符号					
诊　　断					
读片人签字					

实验注意事项

1. 正确使用本标准的说明

生产性矿物粉尘接触史是诊断尘肺病的基本条件，包括工作单位、工种、不同时间段接触生产性粉尘的起止时间、接触粉尘的名称等。对于经安全生产监管部门督促，用人单位仍不提供工作场所粉尘检测结果、职业健康监护档案等资料或提供资料不全的，应当结合劳动者的临床表现、辅助检查结果和劳动者的职业史、粉尘接触史，并参考劳动者自述、安全生产监督管理部门提供的日常监督检查信息等，做出诊断结论。

工作场所职业卫生学调查内容主要包括接触粉尘的性质、粉尘中游离二氧化硅含量、粉尘分散度、粉尘浓度的检测和监测结果，工作场所防尘降尘设施、个体防护情况等，据此判断粉尘接触程度和累计接触量。尘肺流行病学调查资料主要是指该企业员工既往尘肺病发病和患病情况。

尘肺病患者虽可有不同程度的呼吸系统症状、体征及某些实验室检查的异常，但均不具有特异性，因此只能作为尘肺病诊断的参考。临床检查和实验室检查的重点是进行鉴别诊断，以排除 X 射线胸片表现与尘肺病相类似的其他肺部疾病。

2. 动态观察胸片

尘肺病 X 射线胸片的影像学改变是一个渐变的过程，动态系列胸片能系统地观察病变演变过程，更准确地判定小阴影的性质，能为诊断提供更为可靠的依据。因此，原则上两张以上间隔时间超过半年的动态胸片方可做出确诊。但特殊情况下，有可靠的生产性无机粉尘接触史和职业卫生学调查资料支持，有典型的尘肺病 X 射线胸片表现，并有明确的临床资料可排除其他疾病，亦可考虑做出诊断。

3. 尘肺病诊断结论的表述

尘肺病诊断结论的表述为"职业性 + 具体尘肺病名称 + 期别"，如职业性矽肺一期，职业性煤工尘肺二期等。未能诊断为尘肺病者，应表述为"无尘肺"。

（黄月娥）

实验十六　作业环境气象条件测定

 实验目的

（1）了解作业环境气象条件测定仪器的使用原理。

（2）熟悉作业环境气象条件测定仪器的使用方法。

（3）掌握作业环境气象条件测定方法。

一、气象条件测定原则

生产环境气象条件主要包括气温、气湿、风速和热辐射。如遇特殊作业（如沉箱、高空和高山作业）或欲计算空气在标准状态下的体积，还需测量气压。生产环境气象条件测定原则包括：

（1）在调查车间一般情况的基础上，简明绘出生产设备、工作地点及门窗位置的平面图，注明测定地点。

（2）根据生产过程、热源的布置和生产建筑物的特征，主要选择工人工作的地点进行气象条件的测定。检查工人的休息条件及休息时生理机能的恢复情况，还应在休息地点测定。测定一般应在距离地面约 1.5 m 处进行。若工作地点热源分布不均匀时，则应在不同高度、不同方位分别进行热辐射强度的测定。如开炉门时，应在炉前工作地点于工人头部、胸部、腿部等不同水平上设测定点。

（3）根据生产特点、劳动情况和调查目的选定测定时间。① 调查生产环境气象条件对人体的影响时，应于不同季节进行室内外气象条件的测定。一般可在夏、冬两季进行测定。如专门调查炎热季节高温作业对人体的影响时，则只需在夏季进行测定。测定时间一般不应少于 3 天，并须注意测定日期的代表性。② 每天测定的时间和次数按生产特点而定。生产过程较均衡、气象条件较稳定的车间，可在一个班开始时测 1 次，中间测 2 次，下班前再测 1 次；而生产活动、气象条件变化较大的车间，则应按生产活动进行多次测定。若有条件，最好于早、中、晚三班中每小时测 1 次，以便观察生产地点气象条件的变化规律。

（4）测定生产环境气象条件时，需对室外气象条件进行测定，以比较并评价室内、室外气象条件的差别。

（5）测定气温、气湿、风速、热辐射强度等应在同一地点同时进行。

（6）评定各工种工人工作时间的气象条件，以便改进劳动组织等，必须进行工时测定，记录他们在一个班中各项生产操作的时间，所受热辐射作用的时间、部位和强度，并计算加权平均值。同时测定生理指标及询问工人主观感觉。

（7）每次测定后，应将各项测定结果填入气象条件测定记录表内，注明当时的生产情况，周围环境的变动以及隔热、通风措施的使用情况，以便在分析、评价时有依据。

二、气温的测定

 实验仪器

普通干湿球温度计，通风温湿度计，TES 温湿度计。

 实验内容与方法

1. 普通干湿球温度计

构造原理：普通干湿球温度计是由两支同样的温度计固定在一块木板或铁架上制成的。其中一支温度计的温包上包有细纱布，并将纱布的一端浸入水盂里，使纱布和温包常处于润湿状态，此温度计称为湿球；另一支不包纱布的温度计称为干球。在两个温度计之间有一个转筒，可根据干湿球温值在转筒上查到相对湿度。

2. 通风温湿度计

构造原理：温度计的球部（一个为湿球，另一个为干球）分别装在镀镍的双金属风筒内，可反射大部分的热辐射，外管以象牙环扣接温度计，以减少传导热的影响。风筒与仪器上部的小风机相连，当小风机开动时，空气以一定的流速（一般为4 m/s）自风筒下端进入，流经干湿球温度计的球部，可消除外界风速变化产生的影响。

3. TES 温湿度计

构造原理：以精密电容式感测器测湿度，以半导体感测器检测温度。

使用方法：将电源开关"POWER"推置"ON"位置上，将读数选择开关"FUHCT"推置"%RH"位置上，液晶显示器可显示湿度读数，将读数选择开关"FUHCT"推置"℃"或"℉"位置上，液晶显示器可显示温度读数（℃或℉），等待数分钟至显示器读数稳定，或将读数保持键"HOLD"推至"ON"位置上，锁定稳定读数。

实验注意事项

1. 普通干湿球温度计

（1）有热辐射存在时，不宜使用本温度计。

（2）使用前须检查水银（酒精）柱有无间断，若有间断，可利用离心力、冷却或加热的方法使之连接起来。

（3）测定时，应将温度计悬挂，不要靠近冷、热物体表面，并避免水滴沾在温度计上，影响测定结果；观察时，要避免接触球部以及呼气对温度计的影响。

（4）温度计固定在测定地点，5 min 后进行读数。读数时，眼睛必须与液柱顶端成水平位置，先读小数，后读整数。

2. 通风温湿度计

除上述注意事项外，应用钥匙将小风机的发条旋紧。小风机开动后，将仪器悬挂在测定地点，3～5 min 后读数。测毕，待风机停止转动后，仪器方能平放。

3. TES 温湿度计

使用前检查电池，安装 9 V 电池可工作，若屏幕显示"BT"，则提示需更换电池。

三、气湿的测定

 实验仪器

普通干湿球温度计，通风温湿度计，TES 温湿度计。

 实验内容与方法

1. 测定方法

具体见气温测定。

2. 结果与计算

当干湿球温度计的读数超出专用表的数值时，可用计算方法得出相对湿度，公式为

$$R = \frac{A}{F} \times 100$$

式中，R：空气的相对湿度（%）；F：干球温度计所示温度时的饱和水蒸气张力

（kPa）；A：空气的绝对湿度（kPa）。

 实验注意事项

参见气温的测定，在向湿球加水（最好用蒸馏水）前，应检查纱布是否太陈旧而影响其吸水性，如需更换时，应采用薄而稀的脱脂白纱布或棉线针织品。纱布应紧贴温度计球部，以一层为宜，不可有皱褶，加水后应用手压气泡使充分湿润。按规定时间测定后，先后记下湿球和干球温度数，查干湿球温度或湿度换算表得所测的相对湿度。

四、风速的测定

 实验仪器

EM8 型数字风速仪，翼状风速计，卡他温度计和热球式电风速计。

 实验内容与方法

1．EM8 型数字风速仪

（1）构造原理：仪器的风速感应器为一套特制的套管型热风速计测头，与传感器垂直的各方向有相同的感应特性；仪器主要用于测量微风，用数字直读显示，量值为风速的瞬时值。

（2）使用方法：将风速传感器通过传感器插头连接，传感器垂直放置于被测环境里，打开电源开关预热 0.5～1 min 至数值稳定后即可读数。

（3）测定范围：EM8 型数字风速仪是一种能测低风速的仪器，其测定范围为 0～10 m/s。

2．AVM-01 翼状风速计

（1）构造原理：仪器的感受部分由轻质铝制翼片构成，翼片在风力作用下可以自由转动，风速愈大转动愈快，经动能与电能的转换器将数值直接从液晶显示器上显示出来。

（2）使用方法：按下电源开关至"ON"，由功能键选择风速测量，由风速单位键选择单位；手持翼状风速计感受器让风由后向前吹过，等约 4 s 再读取风速值；如要读取稳定读数，可按下读数保持键"HOLD"，再读取稳定数值。

（3）测量范围：0～45.0 m/s，0～8800 ft/min，0～140 km/h。

实验注意事项

1．EM8 型数字风速仪

（1）电源为 5 号干电池 6 节，欠压指示灯亮红灯时应更换电池或通过电源变换器外接交流电。

（2）风速仪不能沾水，下雨时不宜使用。

（3）风速仪应与环境温度达到平衡后使用。

2．AVM-01 翼状风速计

（1）测量地点应远离建筑物、树或其他障碍物，以避免产生乱流。

（2）当显示屏上显示低电压符号时，应及时更换电池。

（3）翼状和杯状风速计使用简便，但其惰性和机械摩擦阻力较大，只适用于测定较大的风速。

五、热辐射强度的测定

热辐射强度是指单位时间内单位面积所受到的热辐射能量，其表示单位为 $J/(cm^2 \cdot min)$。生产场所中的热辐射可能来自一个方向，也可能来自几个方向。因此，热辐射强度有定向辐射强度和平均辐射强度之分。

 实验仪器

MR-3A 型辐射热计，黑球温度计。

 实验内容与方法

1．MR-3A 型辐射热计

（1）构造原理：仪器由热电堆（数百对康铜丝热电偶上贴一层铝箔，在铝箔上与热电偶热端相应处涂一层烟黑形成的黑白相间小方块）、mv 计电表、数显屏三部分构成；当热辐射作用于热电堆部分时，由于烟黑和铝箔的辐射吸收率不同，在热电偶上产生一个热电动势，这个热电动势与辐射强度成正比，因此可用 mv 计测出热电动势并转换成热辐射强度。

MR-3A 型辐射热计除可直接测出辐射热强度、辐射热测头内表面温度、空气温度之外，还可以间接测出定向平均辐射温度，可近似代替黑球温度计来测量环境的平均辐射强度，避免了同时测量风速和气温的麻烦。

（2）测量范围：$0\sim10\ \text{kW/m}^2$，$0\sim100\ ℃$。

（3）使用方法：① 空气温度测量：将选择开关置于空气温度"t_a"挡，电源开关至"ON"，手持测温杆来回晃动约 5 min，即可从显示屏读数。② 定向辐射强度测量：将选择开关置于"E"挡，电源开关至"ON"，打开辐射头保护盖，将辐射头对准被测方向，即可读出定向热辐射强度值（E）。③ 定向热辐射温度测量：定向热辐射强度测量完毕后将选择开关置于"t_s"挡，即可读取测头温度（t_s）。④ 平均辐射温度（T_{DMRT}）计算公式为

$$T_{DMRT} = \left[\frac{E}{\sigma} + (t_s)^4 \right]^{\frac{1}{4}}$$

式中，σ：斯特藩-玻尔兹曼常数，为 $5.67 \times 10^{-8}\ \text{W/m}^2$。

2. 黑球温度计

使用方法：测定时，将黑球温度计悬挂于测定地点，经 15 min 待温度计读数稳定后记录结果。并测定同一地点的气温和风速，再按下式计算平均热辐射强度：

$$E_m = \frac{4.9 \left[\left(\frac{t_g + 273}{100} \right)^4 + 2.45 \sqrt{V} (t_g - t_a) \right]}{600}$$

式中，E_m：平均热辐射强度（$\text{cal/cm}^2 \cdot \text{min}$）；$t_g$：黑球温度（℃）；$t_a$：气温（℃）；$V$：风速（m/s）。

为了简化起见，可用线解图（图 2.5）查得平均热辐射强度或平均热辐射温度。

六、气压的测定

 实验仪器

杯状水银气压计、空盒气压计。杯状水银气压计携带不便，宜放在固定地点和作为空盒气压计较准之用。空盒气压计携带方便、使用简单，适于现场应用。

 实验内容与方法

1. 杯状水银气压计

（1）构造原理：如图 2.6，杯状水银气压计为一装有水银的直立玻璃管，其上端封闭并成真空状态，下端插入水银杯中。当大气压力升高时，玻璃管上端的水银面随之升高；气压下降时，水银面随之下降。根据水银面的高度，利用固定的刻度尺和游标尺，即可读取所测的气压。

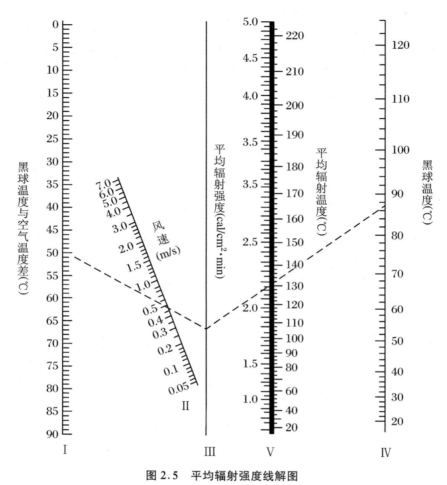

图 2.5　平均辐射强度线解图

游标尺共刻成 10 格,其总长度为 9 mm,固定刻度尺每格的间距为 1 mm,亦即游标尺每一格比固定刻度尺的每一格小 0.1 mm。

(2)使用方法:测定时,旋转仪器上的调节旋钮,使水银杯内的液面刚好接触象牙指针的针尖。移动游标尺,使其零点的刻度线与水银面相切。由游标尺上零点的刻度线在固定刻度尺上所指的刻度,读出水银高度的整数(mm),再从游标尺上找到一根刻度线与固定刻度尺的刻度线相吻合处,读出一位小数。

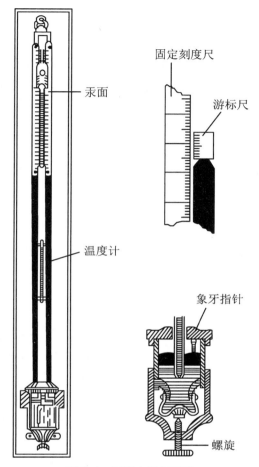

固定刻度尺

游标尺

汞面

温度计

象牙指针

螺旋

图 2.6 杯状水银气压计

2. 空盒气压计

（1）构造原理：空盒气压计由具有弹性的波状薄壁金属空盒构成，盒内有极稀薄的空气。当气压增高时，盒壁内凹；气压降低时，盒壁隆起。这种变化借助于杠杆及齿轮的转动使指针传递到刻度盘上，从而可直接读出大气压力（mmHg）。

（2）使用方法：使用前，需用水银气压计进行校正。使用时，为防止机械摩擦的误差，须轻轻叩打 2～3 下，待指针稳定后，再记下读数，读数应精确到 0.5 mmHg。在玻盖中央，有另一可转动的指针，将此指针与气压计指针对准后，可观察一定时间的气压变化。

实验注意事项

(1) 杯状水银气压计在精确测量气压时,读数结果还需进行器差和气温订正。器差订正是校正仪器本身的误差,误差说明附在仪器使用说明书上。

(2) 杯状水银气压计需垂直悬挂,避免摇摆和日光直射,周围应无强大的热源。不进行观察时,象牙指针应脱离水银面。现用气压的表示单位为帕(Pa),气象学上也曾用毫巴(mb)。

 实验报告撰写要求

(1) 实验目的。

(2) 实验原理。

(3) 实验结果应用和评价。

模拟车间气象条件测定的结果随即记录在表 2.9 上。

表 2.9 模拟车间气象条件测定记录

车间名:_____;测定日期:___年___月___日;天气:_____

测定时间	测定地点	干球温度(℃)	湿球温度(℃)	风速(m/s)	黑球温度(℃)	平均辐射强度(J/(cm²·min))	单向辐射强度(J/(cm²·min))	备注

人体的热平衡受环境中诸因素(气温、气湿、风速、热辐射、劳动强度和衣着等)的综合影响。为了综合这些因素进行卫生学评价和制定气象条件卫生标准,自 20 世纪 20 年代以来,人们提出了多种综合指标,如修正有效温度(CET)、热强度指数(HSI)、湿球黑球温度(WBGT)等。采用前述各单一气象仪器(温度计、风速计等)测定综合参数就很不方便,因而研制出测定多种气象参数的综合测定仪器,如三球温度计[包括干球温度计、普通(静态)湿球温度计和黑球温度计]、波球温度计(为湿润黑球温度计,可测定空气温度、湿度、风速和热辐射)、热环境综合测试仪(不仅可以分别测定干球、湿球和黑球温度,还可用一个温度值反应出气温、气湿、风速和热辐射的平衡值)以及 Comfy-Test EQ2 测定仪(包括气温、风速、平均热辐射强度、水蒸气压力、人体劳动强度、衣着 6 个因素的综合指标)。其次,要了解作业人员在每个工作日平均接触热的时间,测量作业人员的生理指标,综合分析各种因素以评价气象条件是否合乎卫生标准,并提出相应的整改措施。

(陈玉娟 丁 蕾)

实验十七　听力测定

实验目的

（1）了解听力测定仪的原理及构造。

（2）熟悉评定听力损伤程度及噪声聋的方法。

（3）掌握听力测定的方法。

实验仪器

实验仪器为纯音电测听仪。不同型号的测听仪器外形有较大差别,但其基本构造和工作原理大致相同。

（1）仪器主要部件包括:① 音频振荡器,也称纯音发生器,可发出不同频率的纯音,经多级放大达到测试要求。② 噪声发生器,用于测听时作掩蔽声。③ 耳机,分为气导和骨导两种耳机。④ 衰减器即声音强度调节器,用于控制耳机输出的纯音和噪声的强度。此外,还设有送话和回话装置。

（2）频率选择开关。频率设置多为 125 Hz、250 Hz、500 Hz、1000 Hz、2000 Hz、3000 Hz、4000 Hz、6000 Hz、8000 Hz、10000 Hz,气导测试范围为 125～10000 Hz,骨导测试范围为 250～8000 Hz。

（3）纯音或语音信号功率衰减器。一般按 5 dB 分挡,衰减范围从 10～100 dB,0 dB 为听力零级。

（4）"纯音—语言"信号输出开关。分左、右两挡,以纯音或语言信号输出给左耳或右耳的装置。

（5）"掩蔽—平衡"信号输出开关。分左、右及平衡各挡,用于将噪声信号输出给左耳或右耳或作两耳交替平衡实验。

（6）"断续—阻断—连续"开关。为纯音信号输出方式选择开关,置于"断续"位置时,纯音信号周期性自动输出;置于"阻断"位置时,则无纯音信号输出;置于"连续"位置时,则有连续信号输出。

实验内容与方法

（一）实验步骤

1. 实验准备

听力测定应在隔声室内进行,隔声室本身噪声应低于 30 dB。听力计应经过校准。测试前向被试者说明测试要求及注意事项,并进行预试,待反应正确后再进行正式测听。听力测定记录表见表 2.10。

表 2.10　听力测定记录表

姓名＿＿＿＿;性别＿＿＿;年龄＿＿岁;工种＿＿;工龄＿＿;单位＿＿＿＿＿＿＿＿＿;时间＿＿年＿＿月

日期	测前接触时间	停止接触时间	右耳（Hz）		左耳（Hz）	
	时　分	时　分	250　500　1000　2000　3000 4000　6000　8000　10000		250　500　1000　2000　3000 4000　6000　8000　10000	
听力损失情况						

2. 听阈测定

采用断续纯音测定听阈,两耳分别进行测定,若两耳听力接近,一般先测左耳,后测右耳;若两耳听力相差较大,则应先测听力较好的一侧。

（1）气导听阈测定:通常从 1000 Hz 纯音开始,按下 1000 Hz 纯音按键,调节听力衰减器旋钮或按键,增加 dB 值,当被试者在某一 dB 值下听到声音信号后,便将信号强度降至听不到为止,然后再以 5 dB 为一挡上下推动数次,最后确定刚刚听到声音的听阈值,然后用同样方法测 1000 Hz 以上的高频听力和 1000 Hz 以下的低频听力。由高频回测低频听力时仍从 1000 Hz 开始,即重测一次 1000 Hz 的听力,若前后两次基本一致（或相差不超过 5 dB）,则表示测试准确,否则需要重复高频听力测试,再依次测试低频部分听力,测完一耳再测另一耳。若两耳听力相差较大,则测听力较差耳时应同时对较好耳进行噪声掩蔽。测试时纯音衰减器的调节时间不宜太快,声音刺激的停留时间不宜短于 2 s。

（2）骨导听阈测定:若气导听阈正常,则骨导测听可以免测;若气导听阈不正常,特别是低频听阈明显提高时,需进行骨导测听。测听时将骨导耳机置放于乳突处,其他操作方法同气导测听。

（3）掩蔽:因为给予被测耳的信号可以绕过头顶或通过头颅传到对侧耳,造成测试误差,所以需对好耳用一定强度的噪声进行掩蔽。如测左耳气导听力时将"掩蔽—平衡"开关置于"右"的位置,则右耳机即有噪声输出,掩蔽用的声级一般采用60～70 dB。

（4）听阈测试记录:一般用符号"0"表示右耳,"X"表示左耳;实线"——"表示气导,虚线"- - - -"表示骨导。测试时若衰减器已调到最大值而被试者仍无反应时,则以"↓"符号表示。

（5）测试时间:每人每次测试一般不超过 10 min。TTS 测试时间应在停止噪声接触后 2 min 内进行;PTS 测试应在停止噪声接触 12 h 以后进行。

（二）结果与计算

评定听力损伤程度及噪声聋:
（1）计算单耳平均听阈。

$$右耳平均听阈 = \frac{HL500Hz + HL1000Hz + HL2000Hz}{3};$$

$$左耳平均听阈 = \frac{HL500Hz + HL1000Hz + HL2000Hz}{3}。$$

（2）计算双耳平均听阈。

$$双耳平均听阈 = \frac{较好耳平均听阈（dB）\times 4 + 较差耳平均听阈（dB）\times 1}{5}。$$

（3）诊断证明:由卫生主管部门所指定的专业机构开具的诊断证明方可有效。

 实验注意事项

（1）职业性噪声聋的听力评定以纯音的气导结果为依据,纯音测听结果为感音性听力损失。

（2）鉴于职业性噪声听力损失有暂时性听阈位移,故应将受试者脱离噪声环境 12～48 h 作为测定听力的筛选时间。若筛选测听所得的结果已达听力损伤及噪声聋水平者,应进行复查,复查时间定为脱离噪声环境后一周。测试人员应经过专门培训并达到合格水平。

（3）纯音气导的年龄修正值:确定职业性噪声聋时,应考虑年龄因素,可根据《声学听阈与年龄关系的统计分布》（GB/T 7582—2004）中,耳科正常人（18～70

岁)听阈偏差的中值(50%)进行修正。

(4) 如某一频率纯音气导听阈提高至 100 dB,或听力计已最大声输出但受检查者仍无反应时,以 100 dB 计算。

(5) 诊断原则中所述的排除其他致聋原因主要包括:伪聋、外伤性聋、药物中毒耳聋、传染中毒耳聋、家族性聋、老年性聋、梅尼埃病、突发耳聋、迷路炎、听神经瘤、各种中耳疾患等。

(6) 若出现语频听力损失大于高频听力损失,或双耳听力损失分级相差为 3 级或 3 级以上者(职业性噪声聋分级),应请耳科医生复查,以排除其他致聋原因。若听力较差耳的致聋原因与职业性噪声无关,则不记入,只可以较好耳听阈值进行听力损失分级。

(7) 当一侧耳为混合性聋,若骨导听阈提高符合职业性噪声聋的特点,并且与传导性聋不为同一病因,可按骨导听阈进行评定;若骨导听阈提高可能与传导性聋是同一病因,则按对侧耳分级。同时,应结合之前定期体检的结果进行综合分析。

 实验报告撰写要求

(1) 实验目的。
(2) 实验原理。
(3) 实验结果应用和评价。

(黄邵鑫　陈佰锋)

实验十八 职业中毒案例讨论

 实验目的

（1）了解职业中毒案例的分析方法。

（2）熟悉工作场所职业病危害调查与评价的方法。

（3）掌握职业病的诊断及处理原则。

 实验内容与方法

（一）案例一

患者肖××，男性，35 岁，自 1988 年以来常感头痛、头晕、失眠、记忆力减退、全身乏力、关节酸痛、食欲不振，近两年来上述症状加重，并出现经常性的脐周、下腹部无固定的绞痛，用手压腹部可使其缓解，于 1993 年入院。体查：神志清楚，一般情况尚可，体温 37.2 ℃，脉搏 72 次/min，呼吸 20 次/min，血压 120/70 mmHg，心肺（－），肝脾不大，腹软，脐周有轻微压痛，无反跳痛，四肢痛触觉未见异常，未引出病理反射，血、尿常规正常；肝功能、心电图正常。胸部 X 线照片未见异常改变。

问题讨论 1

（1）上述资料中，你认为病人病史还应补充什么内容？

（2）当你遇到腹绞痛患者时，应考虑哪些病症？

（3）引起腹绞痛常见的毒物是什么？哪些工种的工人可接触到该毒物？

进一步追问患者的职业史，发现该患者于 1985 年起从事印刷厂的浇板工作，即将大熔铅锅熔融的铅水浇入字模当中，浇板时有大量的铅蒸气逸散到空气中。工人每天工作 8 h，疑为慢性铅中毒。

问题讨论 2

（1）慢性铅中毒的临床表现有哪些？

（2）要证实患者是铅中毒，还应做何临床检验？

（3）对患者的工作场所应进行哪些职业病危害调查？

对患者工作场所进行调查，发现空气中铅烟浓度为 0.3～0.8 mg/m³，根据患者的职业接触史和临床表现，随即转至职业病院进行诊治。入院时检查：尿铅

12.5 μmol/L,尿 ALA 80.5 μmol/L,血红细胞游离原卟啉为 3.5 μmol/L,诊断为慢性中度铅中毒。

问题讨论 3

（1）常用的慢性铅中毒的解毒剂是什么？其作用机制是什么？用药时应注意哪些事项？

（2）除解毒治疗外，还应给予哪些辅助治疗？

（3）经驱铅治疗出院后应注意哪些事项？

职业病院派了一个调查组到该印刷厂浇板车间进行调查，发现工人浇板时会产生蓝灰色的烟，熔铅锅上方有一个排毒罩，但经常不开。防护服、口罩、手套等防护用品很少使用，调查同车间其他工人，多数人反映有头痛、头昏、记忆力减退、四肢无力、肌肉酸痛等症状，少数人有腹痛症状。组织该车间工人体检，发现 9 人中有 6 人的尿铅、尿 ALA 高于正常值，其中 4 人有肢端麻木，1 人有中毒性周围神经病。

问题讨论 4

（1）该工作场所中存在哪些问题？应怎样改进？

（2）试述职业病的三级预防范畴，职业病院组织工人体验属于哪一级预防？

（二）案例二

患者张××，女性，36 岁，某皮鞋厂仓库保管员。因头痛、头昏、乏力、失眠、多梦、记忆力减退、月经量过多、牙龈出血而入院。入院检查：神志清楚，呈贫血面容，皮肤黏膜无淤点，体温 37 ℃，呼吸 21 次/min，血压 110/65 mmHg，心肺（－），腹部平软，肝在肋下 1.5 cm，血象检查：白细胞计数 2.5×10^9 L^{-1}，中性粒细胞 1.3×10^9 L^{-1}，血小板 50×10^9 L^{-1}，红细胞 3×10^{12} L^{-1}，血红蛋白 60 g/L；尿常规检查（－）；肝功能检查正常。骨髓检查诊断为再生障碍性贫血。

问题讨论 1

（1）引起再生障碍性贫血的常见毒物是什么？其接触机会有哪些？

（2）要确定其为职业性中毒，还应调查什么？

患者自诉以往身体健康，1990 年开始担任仓库保管员，工作一贯勤勤恳恳，每天都在仓库工作。仓库中存在有苯、甲苯、汽油、醋酸乙酯等化学品。经测定，仓库空气中苯浓度最低为 120 mg/m³，最高达 360 mg/m³（苯的时间加权平均容许浓度为 6 mg/m³），是标准值的 20～60 倍，诊断为慢性苯中毒。

患者的办公室设在仓库内，工作时无任何防护措施，室内无通风排毒装置。无在岗期间健康检查制度，未接受过职业卫生宣传教育。上岗前未进行健康检查。

本人不知道仓库中存放的苯、甲苯、醋酸乙酯等是有毒物质，直到出现头痛、头昏、失眠、记忆力减退、月经量过多、牙龈出血等症状才去医院就诊。

问题讨论 2

（1）试述慢性苯中毒的临床表现及中毒作用机制。比较急性、慢性苯中毒的临床表现有何不同？

（2）指出造成患者慢性苯中毒的原因是什么？

（3）如何防止此类事件的发生？

患者住院后经用升白细胞、多种维生素、核苷酸类药物及强的松、丙酸睾丸素，辅以中草药治疗，病情好转，血象回升至正常水平，遂即出院，休息半个月后，又回到原工作岗位。继续从事仓库保管工作，7 个月后患者出现反复发热、口腔溃疡、月经量过多、牙龈出血等，症状较以前严重而再次入院治疗。

问题讨论 3

（1）简述慢性苯中毒的治疗和处理措施。

（2）患者为什么再次入院？其后果如何？

（3）此患者经治疗出院后，应注意什么事项？

（三）案例三

某造纸厂因生产需要，必须修复已停产一个多月（正常生产时，纸浆只停放1～2 d）的贮浆池，该池深 3 m，直径 3 m，内存纸浆约 2 m 深。工人检修抽浆泵，马达和管道完毕，即开泵抽取贮浆池的纸浆。几分钟后，泵的橡皮管道破裂，纸浆从管内喷出，立即停泵。工人李××马上顺着铁梯子下到池内修理，却突然摔倒在池内。张××认为李××因触电而摔倒，即刻切断电源，下去抢救，但张××也昏倒在池内。

问题讨论 1

（1）连续两人突然昏倒在贮浆池内，你认为其可能出现的原因是什么？

（2）能产生"电击样死亡"的毒物有哪些？造纸厂贮浆池内最常见的毒物是什么？还有哪些工种的工人会接触到该种毒物？

经分析认为池内有毒气，随即用送风机送风，与此同时，黄××又下去抢救，却突然感到鼻子酸，咽部苦、辣，当他伸手去抓张××时，已感双手不由自主，后立即憋了一口气，但到池口时也失去知觉，昏倒在池内。此后又有 4 位工人接连昏倒在池内。

检查发现送风机送进的风量很小，随即在风机上接了管子通入池底，继续送风。之后下去的 4 人均戴三层用水浸湿的口罩，腰间系了绳子，经 20 多分钟的抢救,池下 7 人全部被拉了上来。前 3 人因中毒时间较长,虽经多方抢救,终因呼吸心跳全部停止而死亡。后 4 人中,1 人深度昏迷,抢救 12 h 后苏醒;3 人昏迷 5～10 min 后苏醒。

问题讨论 2

如果连续有多人昏倒在某一工作现场,应采取哪些紧急救援措施防止人员继续伤亡?

据事后调查,工人在昏迷前,均感池内有一股臭鸡蛋样气味,令鼻子酸,咽部苦、辣,眼胀、流泪,头痛,恶心,四肢无力,全身发麻,随后昏倒。调查人员了解到生产纸的原料为麦草,再加上一定量的硫化碱和水。麦草为碳氢化物,与硫化碱生成硫化氢气体,加之纸浆在贮浆池放了一个多月,因此高度怀疑工人们为急性硫化氢中毒。

问题讨论 3

(1) 简述硫化氢的理化特性、硫化氢中毒的临床表现和中毒机制。

(2) 发生急性硫化氢中毒时,应采取哪些急救措施? 其中关键措施是什么?

某防化部队戴着防毒面具下到池底部,测定现场环境空气中 H_2S 的浓度,在池底部不同部位进行了 4 次测定,其结果为硫化氢浓度在 $1000～2000 \ mg/m^3$。用筐子先后将两只健康的鸡用绳子悬于池底部,发现鸡在 20 s 内昏倒。

问题讨论 4

指出造成此次重大事故的经验教训,应采取什么措施防止此类事件的发生?

 实验报告撰写要求

(1) 实验目的。

(2) 实验原理。

(3) 实验结果应用和评价。

(陈玉娟　陈佰锋)

实验十九 职业卫生场所粉尘的测定

 实验目的

（1）了解不同劳动卫生场所各种粉尘质量浓度转换系数 K 值。

（2）熟悉粉尘仪的基本操作步骤。

（3）掌握职业现场环境可吸入颗粒物浓度的快速测定方法。

 实验仪器

LD-5C 型微电脑激光粉尘仪。

 实验内容与方法

（一）实验步骤

1. 检查是否安装或是否需要更换采样滤膜

（1）旋下滤膜架。

（2）打开滤膜架，安装（更换）滤膜。

（3）原样装回，更换滤膜架。

2. 检查旋钮状态

将"测量—校准切换钮"置于"测量"位置，打开仪器电源开关。

3. 检查电池状态

主菜单下按"开/停"键进行测量，屏幕将显示电池状态（再按"开/停"可退出），若电池显示低于30%应充电后方可使用。

4. 校准

（1）进行测量校准。

①"测量—校准切换钮"置于"校准"位置，在一级菜单状态下按"↑"或"↓"键选择"校准模式"，按"确认"键进入下级菜单，选择"测量校准"后按"确认"键，显示如图 2.7 所示。

```
校准值    4.300
         4.200
按确认键退出
```

4.300　表示校准值 S
4.200　表示实测值

图 2.7　校准提示屏

② 如实测值与校准值 S 误差超过 $\pm 2\%$，将专用小改锥插入"校准"微调孔进行调整。达到要求后，按"确认"键退出。

③ 校准完成后，将"测量—校准切换钮"恢复到"测量"位置。

（2）进行时间校准。

进入"校准模式"，选择"时间校准"后按"确认"键，显示时间校准提示屏。

5. 选择测量模式

选择测量模式，并设置参数（或确认默认设置），具体见表 2.11。

表 2.11　测量模式的选择

测量需求	选择工作模式
仅须对粉尘现场进行快速测定	一般测量
测量并需同时显示 TWA 及 STEL 值	劳动卫生
长时间连续监测	连续监测
需要与 PC 机进行数据交换和数据处理	通信模式

6. 一般测量

（1）使用默认参数测量。

当再次开机进行重复性测量时，可在主菜单下直接按"开/停"键，此时按默认设置（前次测量使用的参数）直接进入"一般测量"模式下的测量状态。

（2）确认或调整参数后测量。

选择"一般测量"模式后按"确认"键，显示如图 2.8 所示。

```
  →   采样时间      001 min
      K 值选择      0.010
      测量
      数据回放      退出
```

图 2.8　选择菜单屏

① 采样时间 001 min 为默认测量时间（箭头指向该项后按"确认"键进入可修改状态）；

② K 值选择 0.010 为默认 K 值（箭头指向该项后按"确认"键进入可修改状态）

如使用当前参数测量可直接按"开/停"键（或按"↑/↓"键，选择"测量"后按"确认"键）开始测量。测量显示屏如图 2.9 所示。

电池状态：	80%
K：0.010	0001 min
浓度值：	
	0.520mg/m³

图 2.9　测量显示屏

① K 表示当前使用的 K 值；② 0001 min 表示剩余时间；

③ 0.520 mg/m³ 表示瞬时浓度值（每 6 s 更新 1 次）

测量结束后，屏幕显示测量期间的平均浓度值。调整参数时，按"↑"或"↓"键选择参数，按"确认"键进入参数调整界面。各参数调整界面如图 2.10、图 2.11 所示。

→	0.1 min
	1 min
	1～9999 min

图 2.10　采样时间调整界面

① 0.1～1 min：可选择已内置的时间。② 1～9999 min：用户自行设定（选择后，按"确认"键进入调整屏，按屏幕提示操作）

→	K_1：0.01
	K_2：0.05
	K_3：0.015
	K_4：0.02 ↓

图 2.11　K 值选择界面

注：显示现有 K 值（K_1～K_{12}），在选择需修改的 K 值处按"确认"键，

进入调整提示屏，按屏幕提示操作（K 值调整范围：0.001～65.00）

参数调整完成后，按"开/停"键（或按"↑/↓"键，选择"测量"后按"确认"键）开始测量。测量期间，按"开/停"键可停止测量并显示平均浓度，再按"开/停"键则重新开始测量。

7. 劳动卫生测量

当在劳动作业场所进行粉尘浓度检测,并需计算和记录 TWA(时间加权平均浓度)及 STEL(短时间接触最大浓度)时,应使用劳动卫生模式。

(1) 使用默认参数测量。

选择"劳动卫生"模式后按"确认"键,将显示包含默认参数的菜单屏,若使用当前参数测量,可直接按"开/停"键开始测量。测量显示屏如图 2.12、图 2.13 所示。

```
电池状态:        80%
K:0.010         0020 min
浓度值:
                0.520mg/m³
```

图 2.12　测量状态显示屏

```
08 年 18 日      06:16
30 min          2.300
TWA:_____
STEL:_____
```

图 2.13　测量结束显示屏

① 30 min 表示所设测量周期;② 06:16 表示开始时间;
③ 2.300 表示总平均浓度;④ TWA、STEL 表示数据处理结果

测量期间,按"开/停"键可暂停测量,并显示截止到暂停时刻的平均浓度、TWA 及 STEL,再按"开/停"键则测量继续进行(暂停时间不计入总时间)。

(2) 调整参数后测量。

进入"劳动卫生"模式,用"↑"或"↓"键选择要调整的参数,按"确认"键进入调整界面,各参数调整界面说明如下:

① 调整测量周期(测量周期的设定应不小于 15 min):在二级菜单中选择"测量周期"后,按"确认"键进入该参数调整界面,按屏幕提示进行操作(按住"↑"或"↓"键不动,可快速调整),最大设定范围为 1440 min。

② 调整 K 值(K 值调整范围:$0.001 \sim 65.00$):在二级菜单"K 值选择"项按"确认"键进入调整界面,如图 2.14 所示。

参数调整完毕,直接按"开/停"键可开始测量。测量结束后,自动保存所使用的参数和数据处理结果,该数据可通过"数据处理"方式回放,最多回放 30 组数据,亦可通过 PC 机读取。还可以保存最后一次测量的一组每分钟浓度值,最多保存

1440 个数据。该数据必须导入计算机方可读出,开始新的测量时,原数据将被覆盖。

$$\rightarrow \quad K_1:0.010$$
$$K_2:0.050$$
$$K_3:0.015$$
$$K_4:0.020 \downarrow$$

图 2.14　K 值选择界面

显示现有 K 值($K_1\sim K_{12}$),在选择需修改的 K 值处
按"确认"键,进入调整提示屏,按屏幕提示操作

(二) 实验结果

1. 一般测量数据回放

选择"一般测量"模式后按"确认"键,进入选择菜单,用"↑"或"↓"键选择"数据回放",按"确认"键进入回放数据显示屏,如图 2.15 所示。

浓度:0.550
测量时间:
04 年 11 月 2 日
15:21　15

图 2.15　回放数据显示屏

① 浓度表示的是平均浓度;② 15:21 表示采样起始时间;③ 15 表示存储数组序号(最后一次测量数据序号为 01)。此时按"↑"或"↓"键可实现数据向前或向后滚动回放

2. 劳动卫生测量数据回放

选择"劳动卫生"模式后按"确认"键进入二级菜单,选择"数据处理"可回放数据。

 实验注意事项

(1) 滤膜架中必须装有滤膜,使用前需检查滤膜是否完好,如滤膜过脏或有破损须及时更换。

(2) 应根据工作场所粉尘污染程度,定期对采气口进行清理。

(3) 本机使用的激光器为 3B 级激光安全标准,若直接照射眼睛会有危险。

实验报告撰写要求

(1) 实验目的。

(2) 实验原理。

(3) 实验结果应用和评价。

附录　各种性质的粉尘 K 值

表 2.12 为公共场所质量浓度转换系数 K 值,标准参照《公共场所空气中可吸入颗粒物(PM10)测定方法》(WS/T 206—2001)。

表 2.12　公共场所质量浓度转换系数 K 值

可见光光散射数字粉尘仪 K_1	密闭空调房间		一般公共场所	
	范围	建议值	范围	建议值
	0.013~0.015	0.014	0.016~0.021	0.02

表 2.13 至表 2.17 为劳动卫生各种粉尘质量浓度转换系数 K 值。参考标准为《铁路作业场所空气中粉尘测定　相对质量浓度与质量浓度的转换方法》(TB/T 2323—1992)。表内 K_1 为呼吸性粉尘、K 为总粉尘。

表 2.13　采石场粉尘

粉尘种类	颜色	密度 (g/cm³)	质量分散度 μm(%)				K 值	
			<2	2	5	>10	K	K_1
石灰石凿岩粉尘	灰白	2.91	0	5.9	11.4	82.7	0.4288	0.1405
石灰石凿岩粉尘	白	2.72	0	1.8	8.6	89.6	0.3483	0.0787
石灰石破碎尘	白	2.7	0	1.9	12.8	85.3	0.4337	0.0771
石灰石破碎尘	灰白	2.9	0	8.2	12.6	79.2	0.5000	0.1524
石灰石磨砂尘(进料)	灰白	2.96	0	1.6	8.1	90.3	0.1967	0.0521
石灰石磨砂尘(出料)	灰白	2.9	4.4	10.6	16	69	0.3469	0.0808

表 2.14　水泥厂粉尘

粉尘种类	颜色	密度 (g/cm³)	质量分散度 μm(%)				K 值	
			<2	2	5	>10	K	K₁
水泥尘	灰	3.10	33.5	25.6	23.6	17.3	0.457	0.089
熟料尘	深灰	2.65	21.6	19.1	24.9	34.4	0.252	0.063
石灰石尘	灰	2.7	9.5	9.7	13.7	67.1	0.265	0.068
黏土尘	黄	2.6	11.2	11.2	12.7	64.9	0.894	0.296
混合生料尘	铁灰	2.6	1.8	1.8	11.4	80.2	0.404	0.078
煤尘	黑	1.43	4.9	4.9	12.4	75.5	1.025	0.601

表 2.15　隧道施工粉尘

粉尘种类	颜色	密度 (g/cm³)	质量分散度 μm(%)				K 值	
			<2	2	5	>10	K	K₁
灰质页岩粉尘	灰	2.71	20	17.6	17	45.4	0.199	0.087
砂岩尘	黄红	2.69	23.3	17.4	16.6	42.7	0.065	0.046
花岗岩尘	灰绿	2.70	3.5	12.6	18.9	65	0.068	0.019
碳质页岩尘	晶灰	2.70	4.1	9.4	16.8	69.7	0.043	0.028
喷锚尘	深灰	2.80	0	4.2	17.9	77.9	0.127	0.053
喷锚尘	深灰						0.234	0.037
柴油炭烟尘	黑						0.067	0.050

表 2.16　铸造粉尘

工艺设备	粉尘种类	颜色	密度 (g/cm³)	质量分散度 μm(%)				K 值	
				<2	2	5	>10	K	K₁
碾砂台	型砂白陶土	深灰	2.64	13.2	14.5	15.9	56.4	0.469	0.193
造型机	型砂白陶土	深灰	2.14	4.5	3	8.3	84.2	0.078	0.032
一次清理机	电焊气刨尘	灰	3.12	0	10.9	15.4	73.7	0.041	0.025
抛丸机	氧化皮砂	铁灰	2.62	0	3.4	7.2	89.4	0.174	0.061
落砂机	砂							0.556	0.154
滚筒清砂	氧化皮砂	灰	2.57	0	3.8	8.1	88.1	0.318	0.127

工艺设备	粉尘种类	颜色	密度 (g/cm³)	质量分散度 μm(%) <2	2	5	>10	K 值 K	K₁
半吨抛砂	氧化皮砂	铁灰	2.85	2.3	5.5	8.7	83.5	0.344	0.129
多角筛	干型旧砂	铁灰	2.68	4.1	7.9	12.9	75.1	0.322	0.128
碾砂机	砂白陶土	灰	2.64	5.1	7	11.7	76.2	0.75	0.38
砂轮清铲	砂氧化皮							0.34	0.077
电弧溶煤炉	氧化铁	深灰	2.46	0	2.4	6.5	91.1	0.142	0.05

表 2.17　制砖、电焊及其他粉尘

工艺设备	粉尘种类	颜色	密度 (g/cm³)	质量分散度 μm(%) 小于2	2	5	>10	K 值 K	K₁
	502 电焊尘							0.0324	0.024
	422 电焊尘							0.0208	0.015
	混合焊尘							0.0414	0.025
机车防滑干砂房	砂	灰黄	2.25	3.1	5.7	7.5	83.7	0.503	0.244
闸瓦	氧化铁砂	铁灰	2.85	2.7	4.3	8.5	84.5	1.17	0.4
锅炉	煤灰尘	灰黑	1.45	0	2.3	4.1	93.6	0.674	0.357
	木尘	黄白						1.089	0.622
制砖出坯	黏土砂炉灰	褐黑	2.31	5.7	6.2	8.9	79.2	0.688	0.307
制砖窑内	黏土砂炉灰	红黄	2.41	0	7.1	9.7	83.2	0.834	0.457
水泥厂	煤尘	黑	1.31	0	1.9	3.8	94.3	0.599	0.244
电力车间除锈	氧化铁	褐	2.73	4.2	8.4	13.5	73.9	0.555	0.219
铝窗打磨	氧化铁碳化硅	灰褐	3.51	3.8	4.1	7.6	84.5	0.776	0.329

（陈玉娟　陈佰锋）

第三章　营养与食品卫生学

实验二十　食物中总氮的测定

实验目的

（1）了解蛋白质系数在蛋白质含量计算中的应用。

（2）熟悉食物中总氮测定仪器的使用。

（3）掌握食物中总氮的测定方法、原理及步骤。

实验原理

食物中的含氮有机物在浓 H_2SO_4 的作用下被消化（分解）生成 $(NH_4)_2SO_4$。当与 NaOH 作用后即转变为 NH_3，通过蒸馏将 NH_3 放出，收集于 H_3BO_3 溶液中。用已知浓度的 HCl 溶液滴定生成的 $(NH_4)_2B_4O_7$，从而计算出含氮量，再乘以蛋白质系数，即得到蛋白质的含量。

消化：$CH_2(NH_2)COOH + H_2SO_4 \longrightarrow CH_2(NH_2)OH + CO_2 + SO_2 + H_2O$

$CH_2(NH_2)OH + 2H_2S_4 \longrightarrow NH_3 + CO_2 + 2SO_2 + 3H_2O$

$2NH_3 + H_2SO_4 \longrightarrow (NH_4)_2SO_4$

蒸馏：$(NH_4)_2SO_4 + 2NaOH \longrightarrow 2NH_3 + Na_2SO_4 + 2H_2O$

吸收：$2NH_3 + 4H_3BO_2 \longrightarrow (NH_4)_2B_4O_7 + 5H_2O$

滴定：$(NH_4)_2B_4O_7 + 2HCl + 5H_2O \longrightarrow 2NH_4Cl + 4H_3BO_3$

实验仪器和试剂

1. 仪器

消化炉，凯氏定氮仪，洗耳球，玻璃珠，pH 试纸，电子天秤，小药匙，试管刷，称量纸，250 mL 锥形瓶，2 mL、10 mL 移液管，50 mL 酸式滴定管，滴定管架（小漏斗），50 mL 量筒。

2. 试剂

牛奶，浓 H_2SO_4（1.84 g/L），$CuSO_4$，K_2SO_4，H_3BO_3（2%），NaOH（40%），甲基红乙醇液（1 g/L），亚甲基蓝乙醇液（1 g/L），混指示剂（甲基红：亚甲基蓝＝2∶1），HCl（0.05 mol/L），蒸馏水。

实验内容与方法

1. 样品消化

（1）用电子天秤称取 0.2 g $CuSO_4$、6 g K_2SO_4 加入消化管中,同时加入数粒玻璃珠。

（2）用移液管吸取 2 mL 牛奶加入消化管,再吸取 10 mL H_2SO_4 沿管壁加入消化管中,取与处理样品相同量的混合催化剂按同一方法做空白试剂试验。

（3）将消化管放在消化管安放架上,装上氟胶圈和收集管,一起放在消化炉主机上面。

（4）依次打开冷却水、通风橱及消化炉总开关,加热 30 min 后,待内容物全部炭化、泡沫完全停止后,再打开消化炉二级开关,加热至样本溶液呈蓝绿色并澄清透明后,继续加热 30 min,在通风橱内冷却 30 min 后移到试管中,并安放底座上。

2. 蒸馏

（1）向锥形瓶内加入 2% 硼酸 50 mL 及 1～2 滴混合指示液,在凯氏定氮仪(图3.1)消化管托盘上换上已消化冷却好的样品消化管,锥形瓶托盘上换上装有硼酸的锥形瓶,调整托盘高度并使氨气回流玻璃嘴,浸于硼酸液面以下。

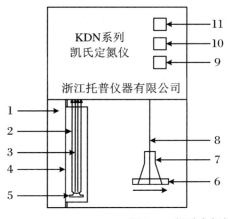

图 3.1　凯氏定氮仪

（2）首先打开冷却水水龙头开关,再打开定氮仪总开关,待仪器自动加水完成后停止。

（3）然后先打开加碱按钮,待消化管内出现褐色的氢氧化铜沉淀后,关闭加碱按钮,再打开蒸馏按钮。

（4）蒸馏 10 min 后移动锥形瓶,用 pH 试纸测试蒸馏液的 pH,若仍为碱性则继续蒸馏数分钟,直到蒸馏液 pH 为中性后,使液面离开冷凝管下端,再蒸馏 1 min。然后用少量水冲洗冷凝管下端外部,取下蒸馏液接收瓶。

3. 滴定

以盐酸标准液滴定,溶液颜色由绿色变为紫红色为滴定终点,同时作试剂空白。

4. 结果与计算

$$X = \frac{(V_1 - V_2) \times C \times 0.014}{W} \times F \times 100\%$$

式中,V_1:滴定样品时所用标准 HCl 量(mL);V_2:滴定空白时所用标准 HCl 量(mL);C:标准 HCl 的当量浓度(mol/L);W:称取样品重量(g);F:氮换算为蛋白质的系数。

蛋白质中的氮含量一般为 15%～17.6%,按 16% 计算乘以 6.25 即为蛋白质含量。一般食物为 6.25;纯乳与纯乳制品为 6.38;面粉为 5.70;玉米、高粱为 6.24;花生为 5.46;大米为 5.95;大豆及其粗加工制品为 5.71;大豆蛋白制品为 6.25;肉与肉制品为 6.25;大麦、小米、燕麦、裸麦为 5.83;芝麻、向日葵为 5.30;复合配方食品为 6.25。

5. 仪器设备清洗

首先换上空的消化管和锥形瓶,把连接碱进口的橡胶管另一端放入蒸馏水容器内,然后按蒸馏按钮,用蒸馏水清洗碱泵,一般需 30 s 左右,其次关闭冷却水(自来水龙头),拔掉碱进口、蒸馏水进口、冷却水进口及出口的橡胶管,剩下蒸馏水出口橡胶管,打开蒸馏水排水开关,排完蒸馏水再次按加碱按钮,排完管内的剩余液体(需要用空的消化管接收剩余液体),最后关闭总电源开关,拔掉电源线。

 实验注意事项

(1)样品应是均匀的。固体样品应预先研细混匀,液体样品应振摇或搅拌混匀。

(2)样品放入消化管时,不要黏附在管颈上。万一有黏附可用少量水冲洗,以免被检样品消化不完全,导致结果偏低。

(3)安装收集管的时候注意氟胶圈要与消化管接口处卡紧,防止废气逸出。

(4)消化过程由于各个消化管的位置不一样,周边和中心位置温度有细微区别,所以消化过程中出现部分样品颜色先变化,这些都属于正常现象。消化时若不易呈透明溶液,可将定氮瓶放冷后,慢慢加入 30% 过氧化氢(H_2O_2)2～3 mL,促使其氧化。同时为保证消化完全,可以适当延长消化时间或升高加热温度。

（5）蒸馏时,加入的氢氧化钠溶液除与硫酸铵作用外,还与消化液中的硫酸和硫酸铜作用。若加入的氢氧化钠不够,则溶液呈蓝色,不生成褐色的氢氧化铜沉淀。所以,加入的氢氧化钠必须过量,并且动作要迅速,以防止氨的流失。

（6）如缺少硫酸,过多地硫酸钾会引起氨的损失,从而形成硫酸氢钾,不与氨作用。因此,当硫酸过多的被消耗或样品中脂肪含量过高时,要增加硫酸的量。

（7）加入硫酸钾的作用是为增加溶液的沸点,硫酸铜为催化剂,其在蒸馏时作碱性反应的指示剂。

（8）混合指示剂在碱性溶液中呈绿色,在中性溶液与酸性溶液中呈无色。

（9）消化完成后,冷却阶段过程中,不能关闭水源,否则会有剩余的废气逸出。

（10）测定氨是否完全蒸馏出来,可用 pH 试纸检测馏出液是否为碱性。

（11）收集完氨气后,应用蒸馏水将蒸馏管口清洗,以收集在管壁残余的氨气。

（12）滴定的时候,要控制滴定的速度,应由快到慢,准确判断滴定终点。

（13）操作过程中要密切关注消化管的温度,安装、取放及清洗消化管时均要防止被烫伤。

 实验报告撰写要求

（1）实验目的。

（2）实验原理。

（3）实验结果应用和评价。

（宋建根）

实验二十一　食品中还原糖和钙的测定 ——直接滴定法

一、还原糖含量的测定

 实验目的

（1）了解食品中还原糖的含量及食品样品处理的方法。

（2）熟悉直接滴定法测定还原糖的原理。

（3）掌握食品中还原糖的测定方法。

 实验原理

食品中的还原糖主要指具有还原性的葡萄糖、果糖、戊糖、乳糖、麦芽糖等，还原糖之所以具有还原性，是由于其分子中含有游离醛基（—CHO）或酮基（>C=O）。样品经去除蛋白质后，在加热条件下，以亚甲基蓝作指示剂，滴定标定过的碱性酒石酸铜溶液（用还原糖标准溶液标定碱性酒石酸铜溶液），还原糖将溶液中的二价铜还原成氧化亚铜，然后稍过量的还原糖使亚甲蓝指示剂褪色，表示终点到达。根据试样溶液消耗体积，可计算还原糖量。

 实验仪器和试剂

1. 仪器

可调电炉，洗耳球，玻璃珠，小玻璃棒，滤纸，250 mL 锥形瓶，5 mL、10 mL 移液管，50 mL 酸式滴定管，碱式滴定管，小漏斗，50 mL 量筒，250 mL 容量瓶。

2. 试剂

（1）碱性酒石酸铜溶液 A 液：称取 15 g 硫酸铜（$CuSO_4 \cdot 5H_2O$）（AR）及 0.05 g 亚甲基蓝，溶于蒸馏水中并稀释至 1000 mL。

（2）碱性酒石酸铜溶液 B 液：称取 50 g 酒石酸钾钠（AR）和 75 g NaOH（AR），

溶于蒸馏水中,再加入 4 g 亚铁氰化钾,完全溶解后用蒸馏水稀释至 1000 mL,贮存于具橡胶塞玻璃瓶中。

(3) 乙酸锌溶液:称取 21.9 g 乙酸锌,加 3 mL 冰醋酸,加水溶解并稀释至 100 mL。

(4) 亚铁氰化钾溶液:称取 10.6 g 亚铁氰化钾,加水溶解并稀释至 100 mL。

(5) 葡萄糖标准溶液:准确称取 1 g 在(96±2)℃条件下干燥 2 h 的纯葡萄糖,加水溶解后再加入 5 mL 盐酸,并以水稀释至 1000 mL。此溶液葡萄糖浓度为 1 mg/mL。

 实验内容与方法

1. 样品制备

吸取液体样品 10 mL 加入 100 mL 容量瓶中,加 50 mL 水,摇匀后慢慢加入 5 mL 乙酸锌溶液和 5 mL 亚铁氰化钾溶液,加蒸馏水至 100 mL,混匀。静置 30 min,用干燥小滤纸过滤,弃去初始滤液,其余滤液备用。

2. 碱性酒石酸铜溶液的标定

于 250 mL 三角瓶中吸取碱性酒石酸铜 A 液及 B 液各 5 mL,加 10 mL 水和玻璃珠 3 粒,从滴定管滴加约 9 mL 葡萄糖(或其他还原糖)标准溶液并摇匀,置于电炉上加热至沸腾(要求控制在 2 min 内沸腾),然后趁热以每 2 s 加 1 滴的速度继续滴加葡萄糖(或其他还原糖)标准溶液,直至溶液蓝色刚好退去,显示淡黄色即为终点,记录消耗葡萄糖标准溶液的总体积。同法平行操作三份,取其平均值,计算每 10 mL(A 液、B 液各 5 mL)碱性酒石酸铜溶液相当于葡萄糖的质量或其他还原糖的质量。

按下式计算 10 mL 碱性酒石酸铜溶液(A 液、B 液各 5 mL)相当于标准葡萄糖的质量:

$$F = C \times V$$

式中,F:10 mL 碱性酒石酸铜溶液(A 液、B 液各 5 mL)相当于标准葡萄糖的质量(mg);V:标定时消耗标准葡萄糖溶液的体积(mL);C:标准葡萄糖溶液的质量浓度(mg/mL)。

3. 试样溶液预测

吸取碱性酒石酸铜 A 液及 B 液各 5 mL,置于 150 mL 锥形瓶中,加水 10 mL,加入玻璃珠 2 粒,控制在 2 min 内加热至沸腾,趁沸腾时,以先快后慢的速度用滴定管滴加试样溶液,并保持溶液沸腾状态,待溶液颜色变浅时,以每 2 s 加 1 滴的速度滴定,直至溶液蓝色刚好褪去作为终点,记录试样溶液消耗体积。

4. 样品溶液测定

吸取碱性酒石酸铜 A 液及 B 液各 5 mL，置于 150 mL 锥形瓶中，加水 10 mL，加入玻璃珠 2 粒，从滴定管滴加比预测体积少 1 mL 的试样溶液至锥形瓶中，使其在 2 min 内加热至沸腾，趁沸腾继续以每 2 s 加 1 滴的速度滴定，直至蓝色刚好褪去作为终点，记录试样溶液消耗体积，同法平行操作三份，得出平均消耗体积。

5. 结果计算

试样中还原糖（以葡萄糖计）的含量为

$$X = \frac{F}{m \times \dfrac{V}{V_0} \times 1000} \times 100$$

式中，X：试样中还原糖（以葡萄糖计）含量（g/100 g）；F：10 mL 碱性酒石酸铜溶液（A 液、B 液各 5 mL）相当于葡萄糖的质量（mg）；m：试样质量（g）；V：测定时平均消耗试样溶液体积（mL）；V_0：试样液总体积（mL）。

 实验注意事项

（1）碱性酒石酸铜溶液 B 液中加入少量亚铁氰化钾的目的是使生成的红色氧化亚铜配位形成可溶性无色配合物，消除红色沉淀对滴定终点的干扰，使终点变色更明显。

（2）碱性酒石酸铜 A 液和 B 液应分别贮存，用时才混合，否则酒石酸钾钠铜络合物长期在碱性条件下会慢慢分解析出氧化亚铜沉淀，使试剂有效浓度降低。

（3）滴定必须是在沸腾条件下进行，其原因一是加快还原糖与 Cu^{2+} 的反应速度；二是亚甲基蓝的变色反应是可逆的，还原型的亚甲基蓝遇空气中的氧时会再被氧化为氧化型。此外，氧化亚铜也极不稳定，易被空气中的氧所氧化，保持反应液沸腾状态可防止空气进入，避免亚甲基蓝和氧化亚铜被氧化而增加消耗量。

（4）滴定时不能随意摇动锥形瓶，更不能把锥形瓶从热源上取下来滴定，以防止空气进入反应溶液中。

（5）样品溶液应预测，其目的一是本法对样品溶液中还原糖浓度有一定要求（0.1% 左右），测定时样品溶液的消耗体积应与标定葡萄糖标准溶液消耗的体积相近，通过预测可了解样品溶液浓度是否合适，浓度过大或过小应加以调整，使预测时消耗样品溶液量在 10 mL 左右；二是通过预测可以知道样品溶液大概消耗量，以便在正式测定时，预先加入比实际用量少 1 mL 左右的样品溶液，只留下 1 mL 左右样品溶液在继续滴定时加入，以保证在 1 min 之内完成继续滴定工作，提高测定的准确度。

（6）滴定速度应尽量控制在每 2 s 滴加 1 滴，滴定速度快、耗糖增多；滴定速度慢、耗糖减少。滴定时间应在 1 min 内，滴定时间延长、耗糖量减少，因此预加糖液的量应使继续滴定时耗糖量在 0.5～1 mL。

（7）样品处理时加入 5 mL 乙酸锌溶液和 5 mL 亚铁氰化钾溶液的目的是作为蛋白质沉淀剂去除蛋白质的干扰。滴定用的样品溶液必须无色、澄清透明，否则会严重影响滴定终点的判断。

二、食品中钙的测定（EDTA）

实验目的

（1）了解食品中钙的含量。

（2）熟悉测定仪器的使用方法。

（3）掌握食品中钙的测定方法与原理。

实验原理

根据钙与氨羧络合剂能定量地形成金属络合物，该络合物的稳定性比钙与指示剂所形成的络合物强，在一定的 pH 范围内，以氨羧络合剂 EDTA 滴定，在达到化学计量点时，EDTA 就从指示剂络合物中夺取钙离子，使溶液呈现游离指示剂的颜色。可由络合剂的消耗量计算出钙的含量。

实验仪器和试剂

1. 仪器

250 mL 高型烧杯，1 mL 或 2 mL 微量滴定管，50 mL 碱式滴定管，0.5～1 mL 刻度吸管，试管，电热板 1000～3000 W（消化样品用）等。

所有玻璃仪器均以硫酸-重铬酸钾洗液浸泡数小时，再用洗衣粉充分洗刷，后用水反复冲洗，最后用去离子水冲洗晒干或烘干，方可使用。

2. 试剂

（1）1.25 mol/L 氢氧化钾溶液：精确称取 71.13 g 氢氧化钾，用去离子水稀释至 1000 mL。

（2）10 g/L 氰化钠溶液：称取 1 g 氰化钠，用水稀释至 100 mL。

（3）0.05 mol/L 柠檬酸钠溶液：称取 14.7 g 柠檬酸钠用水稀释至 1000 mL。

（4）混合酸消化液：硝酸与高氯酸比为 4 : 1。

（5）EDTA 溶液：精确称取 4.5 g EDTA（乙二胺四乙酸二钠），用去离子水稀释至 1000 mL，贮存于聚乙烯瓶中，于 4 ℃保存。使用时稀释 10 倍即可。

（6）钙标准溶液：精确称取 0.1248 g 碳酸钙（纯度大于 99.99%，105～110 ℃烘干 2 h），加 20 mL 去离子水及 3 mL 0.5 mol/L 盐酸溶解，移入 500 mL 容量瓶中，加去离子水稀释至刻度，贮存于聚乙烯瓶中，于 4 ℃保存。此溶液每毫升相当于 100 μg 钙。

（7）钙红指示剂：称取 0.1 g 钙红指示剂（$C_{21}O_7N_2SH_{14}$），用去离子水稀释至 100 mL，溶解后即可使用。贮存于冰箱中可保持 45 天以上。

 ## 实验内容与方法

1. 样品制备

每种样品采集的总重量不得少于 1.5 kg，样品须打碎混匀后再称重。鲜样（如蔬菜、水果、鲜鱼等）应先用水冲洗干净后，再用去离子水充分洗净，晾干后打碎称重。所有样品应放在塑料瓶或玻璃瓶中于 4 ℃或室温保存。

2. 样品消化

准确称取样品干样（0.5～1.5 g），湿样（2～4 g），饮料等其他液体样品（5～10 g），然后将其放于 250 mL 高型烧杯中，加混合酸 20～30 mL，盖上表面皿，置于电热板或消化炉上加热消化，一直消化到样品冒白烟并使之变成无色或黄绿色为止。若样品未消化好可再加几毫升混合酸，直到消化完全。消化完全并冷却后，再加 5 mL 去离子水，继续加热，直到消化管中的液体剩约 2 mL，取下，冷却，然后转移至 10 mL 试管中，再用去离子水冲洗消化管 2～3 次，并最终定容至 10 mL。样品进行消化时，应同时进行空白液消化。

3. 标定 EDTA 浓度

吸取 0.5 mL 钙标准溶液，以 EDTA 滴定，标定其 EDTA 的浓度，根据滴定结果计算出每毫升 EDTA 相当于钙的毫克数，即滴定度（T）。

4. 样品及空白滴定

吸取 0.1～0.5 mL（根据钙的含量而定）样品消化液及空白于试管中，加 1 滴氰化钠溶液和 0.1 mL 柠檬酸钠溶液，用滴定管加 1.5 mL 1.25 mol/L 氢氧化钾溶液，加 3 滴钙红指示剂，立即以稀释 10 倍的 EDTA 溶液滴定，至指示剂由紫红色变蓝为止。同法平行操作 3 份，取平均值。

5. 结果计算

计算公式如下：

$$X = \frac{T \times (V - V_0) \times f \times 100}{m}$$

式中,X:样品中元素含量(mg/100g);T:EDTA 滴定度(mg/mL);V:滴定样品时所用 EDTA 量(mL);V_0:滴定空白时所用 EDTA 量(mL);f:样品稀释倍数;m:样品称重量(g)。

 实验注意事项

(1) 样品处理要防止污染,所用器皿均应使用塑料或玻璃制品,使用的试管、器皿均应在使用前泡酸,并用去离子水冲洗干净,干燥后方可使用。

(2) 样品消化时,注意酸不要烧干,以免发生危险。

(3) 加指示剂后,不要等太久,最好加后立即操作。

(4) 加氰化钠和柠檬酸钠的目的是除去其他离子的干扰。

(5) 滴定时的 pH 为 12~24。

(6) 同实验室平行测定或连续两次测定结果的重复性小于 10%。本方法的检测范围为 5~50 g。

 实验报告撰写要求

(1) 实验目的。

(2) 实验原理。

(3) 实验结果应用和评价。

(宋建根 贾光蕾)

实验二十二　还原型抗坏血酸测定
（2,6-二氯酚靛酚滴定法）

一、抗坏血酸负荷实验

 实验目的

（1）了解抗坏血酸负荷实验原理。

（2）熟悉 VitC 的生理功能。

（3）掌握尿负荷实验的基本操作步骤及营养状况评价。

 实验原理

正常人服用大剂量水溶性维生素后,若体内储备量充足,则尿中可大量排出;若储备量很低或缺乏,则尿中排除量很少。空腹服用抗坏血酸 500 mg 后,4 h 尿中还原型抗坏血酸排出量＜3 mg 者为不足;超出 3 mg 者为正常;＞10 mg 者为充裕。

抗坏血酸具有—OH 基,有还原性,能还原染料 2,6-二氯酚靛酚,该染料在酸性溶液中呈粉红色,被还原后粉红色消失,即

$$2,6\text{-二氯酚靛酚}+抗坏血酸\longrightarrow 2,6\text{-二氯二对酚胺}$$
（酸性溶液中呈粉红色）（还原）　　　　（无色）

在没有杂质干扰时,抗坏血酸还原标准染料的量与食物中抗坏血酸成正比,由此可推算出抗坏血酸含量。

 实验仪器和试剂

1. 仪器

电子天秤,电炉,玻璃棒,2 mL 移液管,100 mL 容量瓶,2 mL 微量滴定管,50 mL 三角烧瓶,尿样瓶。

2. 试剂

（1）抗坏血酸标准溶液:精确称取纯的抗坏血酸粉末 100 mg,用 2% 草酸溶解

并稀释到 100 mL，置冰箱中保存。用时取出 1 mL，置于 100 mL 容量瓶中，用 2% 草酸溶液定容，配成 0.01 mg/mL 的标准使用液，迅速用以标定染料。

（2）0.02% 2,6-二氯酚靛酚溶液：溶解 50 mg 二氯酚靛酚于 200 mL 含有 52 mg 碳酸氢钠的温水中，冷却后稀释于 250 mL 棕色容量瓶中，封装入棕色瓶中储存于冰箱内，每周标定一次。

（3）标定方法：取 5 mL 新配制的抗坏血酸标准液，加 5 mL 2% 草酸，用二氯酚靛酚滴定至粉红色存在 15 s 以上为终点。所用标准液量相当于 0.05 mg 抗坏血酸。由此计算 1 mL 溶液相当于抗坏血酸的质量。

（4）2% 草酸溶液：称取 2 g 草酸用蒸馏水定容到 100 mL 容量瓶内，混匀备用。

 实验内容与方法

1. 实验步骤

（1）实验前，应将受试者的姓名、性别、年龄、编号及受试日期登记于记录本上，并将 60 mL、1000 mL 棕色瓶洗净，在瓶上贴上瓶签，写明受试者姓名、性别、编号及实验日期。

（2）实验前，在每个 60 mL 棕色细口瓶内放置草酸 20 mg（用量勺量取即可），草酸的作用是维持尿的酸度在 pH 为 3～5，从而稳定 VitC 不易被破坏。

（3）受试者早晨起床排尿后，吞服 VitC 500 mg，饮水一杯（约 200 mL），准确记录服用 VitC 的时间，然后可以食用早餐。

（4）记录 4 h 内尿总量，混匀，取尿样约 30 mL 保存于棕色小瓶内备用，调整 pH 于 4～5，其余弃之。

（5）取 2 mL 尿置于 50 mL 三角烧瓶中，用 2 mL 2% 草酸稀释。

（6）立即用二氯酚靛酚滴定到粉红色存在 15 s 为终点，尿中抗坏血酸含量过高或尿色过深可稀释后滴定。

2. 结果与计算

$$4\,\text{h}\,尿还原型抗坏血酸量（mg） = C \times \frac{T}{V} \times N$$

式中，C：滴定尿样时所用二氯酚靛酚量（mL）；T：1 mL 二氯酚靛酚所能氧化抗坏血酸量（mg）；V：滴定时所用尿样量（mL）；N：4 h 收集尿量（mL）。

结果评价见表 3.1。

表 3.1　4 h 尿 VitC 排出量与 VitC 储备状况比对

4 h 尿 VitC 排出量	<2 mg	2~2.99 mg	3~10 mg	>10 mg
VitC 储备状况	缺乏	不足	正常	充裕

 实验注意事项

（1）操作过程要迅速，因还原型抗坏血酸易被氧化，一般不应超过 2 min。

（2）样品中可能有其他杂质也能还原 2,6-二氯酚靛酚，但还原染料的速度较抗坏血酸慢，所以滴定时以 15 s 粉红色不褪色为止。

二、食物中抗坏血酸测定

 实验目的

（1）了解食物中抗坏血酸测定原理。

（2）熟悉 VitC 的生理功能。

（3）掌握食物中维生素的提取和含量测定。

 实验原理

抗坏血酸具有—OH 基，有还原性，能还原染料 2,6-二氯酚靛酚，该染料在酸性溶液中呈粉红色，被还原后粉红色消失，即

$$2,6\text{-二氯酚靛酚} + 抗坏血酸 \longrightarrow 2,6\text{-二氯二对酚胺}$$
（酸性溶液中呈粉红色）（还原）　　　　　（无色）

在没有杂质干扰时，抗坏血酸还原标准染料的量与食物中抗坏血酸成正比，由此可推算抗坏血酸含量。

 实验仪器和试剂

1. 仪器

电子天秤，电炉，组织捣碎机，2 mL 移液管，150 mL 烧杯，100 mL 量筒，玻璃棒，5 mL 微量滴定管，100 mL 棕色容量瓶，150 mL、50 mL 三角烧瓶。

2. 试剂

（1）抗坏血酸标准溶液：精确称取纯的抗坏血酸粉末 100 mg，用 2% 草酸溶解

并稀释到 100 mL,置冰箱中保存。用时取出 1 mL,置于 100 mL 容量瓶中,用 2% 草酸溶液定容,配成 0.01 mg/mL 的标准使用液,迅速用以标定染料。

(2) 0.02 %2.6-二氯酚靛酚溶液:溶解 50 mg 二氯酚靛酚于 200 mL 含有 52 mg碳酸氢钠的温水中,冷却后稀释于 250 mL 棕色容量瓶中,封装入棕色瓶储于冰箱,每周标定一次。

(3) 标定方法:取 5 mL 新配制的抗坏血酸标准液,加 5 mL 2% 草酸,用二氯酚靛酚滴定至粉红色能保持 15 s 以上为终点。所用标准液量相当于 0.05 mg 抗坏血酸。由此计算 1 mL 溶液相当于抗坏血酸的质量。

(4) 2%草酸溶液:称取 2 g 草酸用蒸馏水定容至 100 mL 容量瓶内,混匀备用。

(5) 高岭土。

 实验内容与方法

1. 实验步骤

(1) 将新鲜蔬菜切碎后称取 10 g 于研钵中,加入 2% 草酸 20 mL 研磨均匀,小心移入 100 mL 棕色容量瓶内,用 2% 草酸定容至刻度,混匀备用。

(2) 另称取碎菜 10 g 放入 50 mL 沸水中, 待 3 min 后取出,加入 2% 草酸 20 mL研磨,定容至 100 mL 棕色容量瓶,混匀备用。

(3) 将配制好的样品溶液分别倒入 150 mL 烧杯中,加入适量高岭土,振摇数次后静止,分层后,将上清液过滤于 150 mL 锥形瓶内,以达到脱色目的。

(4) 取滤液 5 mL 移入 50 mL 锥形瓶内,用已知力价的 2,6-二氯酚靛酚滴至微红色,至 15 s 内不褪色为止。重复 3 次取平均值。

2. 结果与计算

$$抗坏血酸含量(mg/100g) = \frac{染料力价 \times 染料消耗量}{滴定时样品毫升数} \times 1000$$

$$烹调后蔬菜抗坏血酸损失率 = \frac{生菜中抗坏血酸含量 - 熟菜中抗坏血酸含量}{生菜中抗坏血酸含量} \times 100\%$$

 实验注意事项

(1) 操作要迅速、避光、防热,因还原型抗坏血酸易被氧化,一般不应超过 2 min。

(2) 稀释时,如容量瓶中出现泡沫,影响定容,可用数滴戊醇将其去除。

(3) 草酸必须避光保存,以免产生过氧化物。

(4) 高岭土应选用脱色力强且不会破坏抗坏血酸的产品,每批应事先做鉴定。

染料每周至少标定一次。

（5）样品中可能有其他杂质也能还原 2,6-二氯酚靛酚，但还原染料的速度较抗坏血酸慢，所以滴定时以 15 s 粉红色不褪色为止。

 实验报告撰写要求

（1）实验目的。

（2）实验原理。

（3）实验结果应用和评价。

（宋建根　王安世）

实验二十三 膳食调查及评价

 实验目的

（1）了解各种膳食调查方法、使用范围、优缺点及具体实施步骤。

（2）熟悉膳食营养评价和改进方法，并提出适当的膳食改进意见。

（3）掌握膳食及各营养素的计算方法。

 实验内容与方法

（一）实验方法

膳食调查主要包括：调查期间每人每日所摄入的食物种类、数量；烹调加工方法；饮食制度、餐次分配；过往膳食情况及饮食习惯；调查对象生理状况和慢性病影响等。

根据具体情况可采用记账法、称重法、询问法、膳食史法及膳食 24 h 回顾法等。调查员必须选择一个能准确反映个体或人群当时食物摄入量的方法，必要时可两种方法并用。

1. 记账法

适用于有详细账目的集体单位的膳食调查。根据该单位每日购买食物的发票和账目表，出勤人数的记录，得到在一定期限内的各种食物消耗总量和就餐者的人日数（每人每天吃早午晚三餐时按一个人日计算），从而计算出平均每人每日的食物消耗量。此方法在账目精确和每餐用膳人数统计确定的情况下相当准确，并可调查较长时期的膳食状况，适用于全年的调查，调查方法简便、快速，所费的人力少，膳食管理人员易于掌握调查结果，易于调查单位开展定期的自行膳食调查，并能作为改进膳食质量的参考。

2. 称重法

此法可以应用于集体食堂、家庭以及个人的膳食调查。调查期间调查对象在食堂或家庭以外摄入的食物，均需根据不同的调查对象采用不同的方法取得这部分资料。该方法可准确反映出每日膳食的变动情况和三餐食物的分配情况。虽然结果准确，但所费人力大、时间长，不适合大规模的个体调查工作（如肿瘤流行病学调查）。

3．询问法

在客观条件限制不能进行记账法或称重法时，应用询问法也能初步了解个体的食物消耗量。如对一般门诊病人或孕妇可询问最近三日或一周内每天摄入的食物种类及重量并加以估计。同时了解患者的膳食史，饮食习惯及有无忌食、偏食等情况，此种方法可简单了解在特定时期内所吃的餐数，可提供食物摄入量的频数，对流行病学前瞻性和回顾性调查是必需的，其目的是将大量被调查个体按各种食物组分的消费量分成高、低两档。

4．膳食史法

鉴于人体生长发育受到长期饮食习惯的影响，人们认为采用膳食史法可获得调查对象通常的膳食构成。最原始的方法有 3 个组成部分：① 记录某人通常一餐吃的食品；② 通过一张预先记录好的详细食物清单，了解调查对象的饮食习惯；③ 要求调查对象保存 3 天的食物记录，从而估算出常吃食物之量。在膳食与生癌关系的研究中，膳食史法已得到广泛的应用。主要是参照教材中食物的摄入量或者记录家庭用的衡量器皿的数量，再根据食物成分表换算成营养素摄入量。此方法可应用于大规模的流行病学个体调查。但必须由训练有素的，通晓调查对象的膳食构成知识的营养师来掌握。要求熟悉当地主副食种类、定量供给情况、市场供应食物的品种、价格和产销情况，并对食物加工、熟重及体积之间的关系有较明确的概念。

5．膳食 24 h 回顾法

应用调查表询问调查对象在特定时间内所吃的食物种类及摄入量，要求用家用量器作为计量单位，例如将各种蔬菜切成平时烹调的形状，然后取一碗称其重量，之后用碗计数。根据通常的食物成分表计算分析营养素摄入量。但由于回忆当天食谱可能极不典型，此法在个体流行病学研究方面应用较少。人们认为此法可用于集体单位的当日食物消耗量的估计，个体逐日的膳食与日常膳食的差异可能相互抵消。

调查日数一般为 5～7 日，其中不包括节日。若居民有周日吃得较好的习惯，则调查应包括周日在内的 7 天。调查的日数也随膳食管理方法及调查方法而定。如在包伙制的机构（托幼机构）可用记账法进行调查，调查日数可长达一个月到半年。询问观察法可以对儿童一个月内的膳食情况做出比较准确的估计，也作为研究癌症患者不同膳食组分（如脂肪、膳食纤维等）作用于不同部位的癌症危险因子时的方法，调查期可长达数年。

（二）结果与计算

1．膳食资料的收集与整理

（1）记账法。查询调查单位为期一个月内各种食物消耗量账目，统计好每日吃饭人数,以求出平均每人每日各种食物消耗量。

(2) 称量法。将单位(或个人)每日每餐各种食物食部消耗的数量都以称衡记录。一般烹调之前的生重、烹调后的熟重和剩余的熟食量均须称量记录并求出生熟比例,并将一天各餐的结果相加取得一日的各类食物消耗量。各种食物须经分类综合,然后求得每人每日食物的平均消耗量。

2. 资料的计算

通过以上方法取得的原始资料按食物成分表计算出每种食物所供给的能量和各种营养素。记账法可按每公斤食品计算,称重法按 100 g 食物计算,所求得的总量即为调查期间该人群(或个人)平均每人每日热能和各种营养素摄入量。

3. 计算膳食中各类食物的重量及百分比

三大产能营养素的热能比及热能在三餐的分配、蛋白质的食物来源分配计算方法如下:

(1) 将摄取食物的餐次、种类、数量(指原材料)记入表 3.2。

(2) 查食物成分表,计算摄入种类食物的能量和营养素的含量。食物成分表通常是每 100 g 食物的营养素含量,所以必须根据摄入量进行折算,再将相关数据记入表 3.2。

(3) 小计和总计:① 小计是按每餐分别汇总各类营养素的摄入量,尤其是能量的摄入量;② 总计是将全天的能量和营养素摄入量计算出来,并填入总计栏中。

(4) 其他相关内容也填入表中。

4. 膳食评价与改进

(1) 膳食评价。

① 每人每日平均摄入量。参照《中国居民膳食营养素参考摄入量》进行评价。根据中等劳动强度成年男子 EAR、RNI 或 AI、UL 值,分析能量和各种营养素摄入是否存在摄入不足或过剩的现象;与 RNI 或 AI 相差 10% 上下,可以认为合乎要求;若低于 EAR,认为该个体该种营养素处于缺乏状态,应该补充;若达到或超过 RNI,认为该个体该种营养素摄入量充足;若介于 EAR 与 RNI 之间,为安全起见,建议进行补充。另外,要注意超过 UL 的营养素。

② 评价一日三餐的能量分配是否合理。合理标准可参照早∶中∶晚=3∶4∶3。

③ 能量、蛋白质和铁的食物来源分配是否合理。蛋白质∶动＋豆＞1/3,铁∶动物性食物＞1/3。

④ 三大营养素的供能比是否合理。蛋白质 10%～15%;脂肪 20%～25%;碳水化合物 55%～65%。

(2) 结合实际提出改进方案。

附录　膳食调查案例分析

1. 资料的收集

调查对象个人资料：

姓名：曾利君　　　性别：男　　　　年龄：23

身高：1.65 m　　　体重：53 kg　　　劳动强度：中等

表 3.2　24 h 膳食回顾调查表

姓名：曾利君	性别：男	住址：皖南医学院	电话：130×××9118
调查日期	餐次	食品名称	原料名称	原料重量(g)
		稀饭	稀饭	50
	早	黄豆	黄豆	100
		萝卜	萝卜	100
		蛋	鸡蛋	50
		白米饭	大米	200
		茄子	茄子	100
一天	中	鸭肉	鸭子	100
		南瓜	南瓜	100
		苹果	苹果	150
		菜籽油	菜籽油	25
		白米饭	大米	150
	晚	排骨瘦肉	猪肉	100
		清炒空心菜	空心菜	100
		西红柿	西红柿	100

2. 计算食物摄入量

根据表 3.2 将各类食物摄入量统计值填入表 3.3,各类营养素摄入量与需要量比较见表 3.4,各类食物能量和营养素统计见表 3.5。

表 3.3 各类食物的摄入量 （单位：g）

食物类别	谷类	蔬菜	水果	肉、禽	蛋类	鱼虾	豆类及豆制品	奶类及奶制品	油脂
摄入量									
参考摄入量	250~400	300~500	200~350	40~75	40~50	40~75	25~35	300	<6

表 3.4 各类营养素摄入量与需要量比较表

营养素	能量(kcal)	Pro(g)	Fat(g)	CHO(g)	VitA(μgRE)	VitB1(mg)	VitE(mg)	VitC(mg)	钙(mg)	铁(mg)
摄入量										
参考需要量	2600	60	–	–	800	1.4	14	100	800	12

表 3.5 各类食物能量和营养素统计表

类别	原料名称	质量(g)	能量(kcal)	Pro(g)	Fat(g)	CHO(g)	VitA(μgRE)	VitB1(mg)	VitC(mg)	钙(mg)	铁(mg)	锌(mg)	磷(mg)
谷物	大米												
蔬菜	萝卜												
	茄子												
	南瓜												
	空心菜												
	西红柿												
	白菜												
	辣椒												
	榨菜												
水果	苹果												

续表

类别	原料名称	质量(g)	能量(kcal)	Pro(g)	Fat(g)	CHO(g)	VitA(μgRE)	VitB1(mg)	VitC(mg)	钙(mg)	铁(mg)	锌(mg)	磷(mg)
肉禽	瘦肉												
	鸭肉												
	鸡肉												
	猪血												
蛋类	鸡蛋												
豆类	黄豆												
油脂	菜籽油												
总量													
平均每日摄入量													

3. 三大营养素产能百分比

三大营养素能量来源分配见表3.6。

表3.6 能量来源分配

来源	能量(kcal)	占总能量	适宜能量摄入比例	评价
蛋白质			10%~15%	
脂肪			20%~25%	
糖类			55%~65%	
共计				

4. 蛋白质及铁的来源分布

蛋白质及铁的来源分布见表3.7。

表 3.7　蛋白质及铁的来源分布

营养素来源	营养素名称			
	蛋白质		铁	
	摄入量(g)	含量(g)	摄入量(mg)	含量(mg)
动物性食物				
豆类				
植物性食物				
合计				

　　建议主要来源于优质蛋白质动物类及大豆类制品(包括豆腐、豆浆和酱油等)食物的供给量应占到蛋白质供给总量的 30%(1/3 以上),如果总量不足则优质蛋白质所占的比例应更高。优质蛋白质的比例＞30%,说明食谱的优质蛋白质的供给量足够,不需再另外补充。

　　植物性食物所含铁元素为非血红素铁,受多种因素的影响,其吸收率远远低于动物性食物的血红素铁。血红素铁的比例＜80%,说明血红素铁的摄入量不够,需要补充豆类和动物类食物的供给量。

5. 计算三餐热能分配比

　　三餐热能分配比见表 3.8。

表 3.8　三餐热能分配比

餐次	热能(kcal)	占总热能百分比	标准
早餐			30%
午餐			40%
晚餐			30%
合计			100%

6. 营养状况评价

　　从各营养素摄入总量、三大产能营养素所占总热能的比例及优质蛋白质所占比例等方面进行评价,并计算 BMI 值,提出膳食改进建议。食物成分表见表 3.9。

(石　玮　代佳佳)

表 3.9　食物成分表（食部 100 g）

类别	原料名称	食部	能量(kcal)	Pro(g)	Fat(g)	CHO(g)	膳食纤维(g)	VitA(μgRE)	VitB1(mg)	VitB2(mg)	VPP(mg)	VitE(mg)	VitC(mg)	钙(mg)	铁(mg)
谷物	大米	100%	346	7.4	0.8	77.2	0.7	0	0.11	0.05	1.9	0.46	0	13	2.3
蔬菜	萝卜	94%	20	0.8	0.1	4	0.6	3	0.03	0.06	0.6	1	18	56	0.3
	茄子	93%	21	1.1	0.2	3.6	1.3	8	0.02	0.04	0.6	1.13	5	24	0.5
	南瓜	85%	22	0.7	0.1	4.5	0.8	148	0.03	0.04	0.4	0.36	8	16	0.4
	空心菜	76%	20	2.2	0.3	2.2	1.4	253	0.03	0.08	0.8	1.09	25	99	2.3
	西红柿	97%	19	0.9	0.2	3.5	0.5	92	0.03	0.03	0.6	0.57	19	10	0.4
	白菜	92%	21	1.7	0.2	3.1	0.6	42	0.06	0.07	0.8	0.92	47	69	0.5
	辣椒	84%	23	1.4	0.3	3.7	2.1	57	0.03	0.04	0.5	0.88	62	15	0.7
	榨菜	100%	29	2.2	0.3	4.4	2.1	83	0.03	0.06	0.5	-	2	155	3.9
水果	苹果	76%	52	0.2	0.2	12.3	1.2	3	0.06	0.02	0.2	2.12	4	4	0.6
肉禽	瘦肉	100%	143	20.3	6.2	1.5	-	44	0.54	0.1	5.3	0.34	-	6	3
	鸭肉	100%	90	15	1.5	4	-	-	0.01	0.07	4.2	1.98	-	6	4.1
	鸡肉	74%	389	16.7	35.4	0.9	-	226	0.07	0.07	13.1	-	-	37	1.7
	猪血	100%	55	12.2	0.3	0.9	-	-	0.03	0.04	0.3	0.2	-	4	8.7
蛋类	鸡蛋	88%	156	12.8	11.1	1.3	-	194	0.13	0.32	0.2	2.29	-	44	2.3
豆类	黄豆	100%	359	35.1	16	18.6	15.5	37	0.41	0.2	2.1	18.9	-	191	8.2
油脂	菜籽油	100%	899	-	99.9	0	-	-	-	-	-	60.89	-	9	3.7

实验二十四　食品中亚硝酸盐的测定

 实验目的

（1）了解食品中亚硝酸盐的危害作用。

（2）熟悉食品中亚硝酸盐的卫生标准。

（3）掌握食品中亚硝酸盐含量测定的基本方法。

 实验原理

样品经沉淀蛋白质、除去脂肪后,在弱酸性条件下使亚硝酸盐与对氨基苯磺酸重氮化,再与盐酸萘基乙二胺偶合形成紫红色染料后,与标准比较定量。

 实验仪器和试剂

1. 仪器

电子天秤,粉碎机,分光光度计,水浴锅,滤纸,比色管,漏斗,移液管,容量瓶,坐标纸,玻璃棒,洗耳球,烧杯。

2. 试剂

（1）亚铁氰化钾溶液（106 g/L）:称取 10.6 g 亚铁氰化钾,用水溶解,并稀释至 100 mL。

（2）乙酸锌溶液（220 g/L）:称取 22 g 乙酸锌,先加 3 mL 冰醋酸溶解,用水稀释至 100 mL。

（3）饱和硼砂溶液（50 g/L）:称取 5 g 硼酸钠,溶于 100 mL 热水中,冷却后备用。

（4）对氨基苯磺酸溶液（4 g/L）:称取 0.4 g 对氨基苯磺酸,溶于 100 mL 20%（V/V）盐酸中,置于棕色瓶中混匀,避光保存。

（5）盐酸萘乙二胺溶液（2 g/L）:称取 0.2 g 盐酸萘乙二胺,溶于 100 mL 水中,混匀后,置于棕色瓶中,避光保存。

（6）亚硝酸钠标准溶液（500 μg/mL）:称取 250 mg 于硅胶干燥器中干燥 24 h 的亚硝酸钠,加水溶解移入 500 mL 容量瓶中,加水稀释至刻度,混匀,在 4 ℃ 下避光保存。

（7）亚硝酸钠标准使用液（5 μg/mL）：临用前，吸取亚硝酸钠标准溶液 1 mL，置于 100 mL 容量瓶中，加水稀释至刻度。

 实验内容与方法

1. 样品处理

将香肠于研钵中捣碎称取 4 g（精确至 0.01 g）置于 50 mL 烧杯中，加 10 mL 饱和硼砂溶液，搅拌均匀，以 10 mL 70 ℃ 左右的水冲洗试样，置于 100 mL 容量瓶中，于沸水中加热 15 min，取出冷却至室温。

在振荡上述提取液时加入 5 mL 亚铁氰化钾溶液，摇匀，再加入 5 mL 乙酸锌溶液，以沉淀蛋白质。加水至刻度，摇匀，放置 30 min，上清液用滤纸过滤，弃去初滤液 30 mL，滤液备用。

2. 亚硝酸盐标准曲线的制备

吸取 0 mL，0.5 mL，1 mL，2 mL，3 mL，4 mL，5 mL 亚硝酸钠标准使用液（相当于 0 μg，2.5 μg，5 μg，10 μg，15 μg，20 μg，25 μg 亚硝酸钠），分别置于 25 mL 带塞比色管中。于各标准管中分别加入 2 mL 对氨基苯磺酸溶液，混匀，静置 3~5 min 后各加入 1 mL 盐酸萘乙二胺溶液，加水至刻度，混匀，静置 15 min，以零管调零点，于波长 538 nm 处测吸光度，绘制标准曲线。

3. 样品测定

吸取 10 mL 上述滤液（样品处理滤液）于 50 mL 带塞比色管中，其他操作同上。

4. 结果与计算

$$X = \frac{m_1}{m_2 \times \dfrac{V_1}{V_2} \times 1000} \times 1000$$

式中，X：样品中亚硝酸盐的含量（mg/kg）；m_1：测定用样液中亚硝酸盐的质量（μg）；m_2：样品质量（g）；V_1：测定时所取溶液体积（mL）；V_2：样品处理液总体积（mL）。

部分食品中亚硝酸盐的限量标准（以 $NaNO_2$ 计）见表 3.10。

表 3.10　部分食品中亚硝酸盐的限量标准(以 $NaNO_2$ 计)

品　名	限量标准(mg/kg)
食盐(精盐)、牛乳粉	≤2
酱腌菜	≤20
鲜肉类、鲜鱼类、粮食	≤3
蔬菜	≤4
婴儿配方乳粉、鲜蛋类	≤5
腌腊肉制品类,熏、烧、烤肉类,发酵肉制品、肉灌肠类	≤30

 实验注意事项

(1) 因偶氮染料可在空气中氧化而颜色逐渐加深,故样品管与标准管必须同时加试剂(主要是格里斯液),当静置 15 min 后立即比色。

(2) 样品要剁成碎粒,否则结果准确率会降低。

 实验报告撰写要求

(1) 实验目的。

(2) 实验原理。

(3) 实验结果应用和评价。

(文育锋　胡名媛)

实验二十五　食品卫生学检验

新鲜乳的卫生检验

实验目的

（1）了解鲜奶卫生检验的基本内容和方法。

（2）熟悉鲜奶感官及理化检验的国家卫生标准。

（3）掌握鲜奶感官、理化检验基本方法及判断标准。

实验方法

1．采样要求

供感官及理化检验的样品可直接采取瓶装牛奶或直接从牛舍盛奶桶中采取。但从盛奶桶中采样时要预先将牛奶搅匀,采样器要事先消毒,采取奶样 200～250 mL,最好连续采样两天。

供细菌学检查的奶样应放入已灭菌的容器中,采样器应预先消毒。奶样应尽快送检,并贮藏于冰箱中。

2．感官检查

将鲜奶样品摇匀后,倒入一小烧杯至其 2/3 处,仔细观察色泽,组织状态,嗅其气味,经煮沸后方可尝其滋味。

评定:新鲜奶应呈乳白色或稍带微黄的均匀胶状流体,无沉淀、无凝块、无杂质,具有新鲜牛奶固有的香味和滋味,无异味。

一、比重测定

实验原理

牛奶的比重是指在 20 ℃时牛奶的重量与同体积 4 ℃时水的重量之比值。向牛奶中掺水可使比重降低,脱脂可使比重增高。如果从牛奶中脱脂后加水,则比重可能无变化。为了证实是否掺假(脱脂又加水),可以通过对脂肪含量测定加以鉴别。牛奶比重的测定是利用专门的比重计(乳稠计)进行。

 实验仪器

乳稠计,100 mL 量筒。

 实验内容与方法

1. 比重检测的方法

取混匀并调节温度为 10～20 ℃的乳样 100 mL,小心沿量筒壁倒入筒内,注意勿使其产生泡沫(如有泡沫,可用滤纸将其吸去)。先以温度计测定乳温,然后将清洁的乳稠计轻轻放入乳中,让其自由浮动但不能与筒内壁接触。待静置 2～3 min 后,读出乳稠计数值。当温度在 20 ℃时,将乳稠计的读数 ÷1000＋1 即得出牛乳密度。在非 20 ℃情况下测量时,根据样品的温度和乳稠计读数查《乳稠计读数变为温度 20 ℃时的度数换算表》(表 3.11),换算成 20 ℃时的度数。

2. 结果与计算

(1) 乳稠计读数(d)＝(X－1)×1000 式中,d 代表牛乳的密度,X 代表乳稠计读数。

例　样品温度为 18 ℃,用 20 ℃/4 ℃乳稠计测得比重为 1.028,即为 28 ℃,换算成 20 ℃时的度数可查表 3.11 换算为 27.5 ℃,对应查询表 3.12 的评定结果,显示比重为 1.0275。

(2) 掺水量计算。牛乳密度的降低与加水量成正比,每加入 10%的水可使密度降低 0.0029。牛乳加水的百分率可以用以下公式计算:

$$X = \frac{(d_1 - d_2) \times 100}{d_1} \times 100\%$$

式中,X:估计掺水量;d_1:以乳稠计度数表示的正常牛乳的密度(如正常牛乳的密度为 1.029,乳稠计的读数为 29 ℃);d_2:以乳稠计度数表示的被检乳的密度。

例　被检乳的密度为 1.026(乳稠计的读数为 26 ℃),计算大约掺水量

$$X = \frac{(29 - 26) \times 100}{29} \times 100\% = 10.3\%$$

表 3.11 乳稠计读数变为温度 20℃时的度数换算表

（单位℃）

密度计读数	生乳温度															
	10	11	12	13	14	15	16	17	18	19	20	21	22	23	24	25
25	23.3	23.5	23.6	23.7	23.9	24.0	24.2	24.4	24.6	24.8	25.0	25.2	25.4	25.5	25.8	26.0
26	24.2	24.4	24.6	24.7	24.8	25.0	25.2	25.4	25.6	25.8	26.0	26.2	26.4	26.6	26.8	27.0
27	25.1	25.3	25.4	25.0	25.7	25.9	28.1	26.3	26.5	26.8	27.0	27.2	27.5	27.7	27.9	28.1
28	26.0	26.1	26.3	26.5	25.6	26.3	27.6	27.3	27.5	27.8	28.0	28.2	28.5	28.7	29.0	29.2
29	26.9	27.1	27.3	27.5	27.6	27.8	28.0	28.3	28.5	29.8	29.0	29.2	29.5	29.7	30.0	30.2
30	27.9	28.1	28.3	28.5	28.6	28.8	29.0	29.3	29.5	29.8	30.0	30.2	30.5	30.7	31.0	31.2
31	28.8	29.0	29.2	29.4	29.6	29.8	30.0	30.3	30.5	30.8	31.0	31.2	31.5	31.7	32.0	32.2
32	29.8	30.0	30.2	30.4	30.6	30.7	31.0	31.2	31.5	31.8	32.0	32.3	32.5	32.8	33.0	33.0
33	30.7	30.8	31.1	31.3	31.5	31.7	32.0	32.2	32.6	32.8	33.0	33.3	33.5	33.8	34.1	34.3
34	31.7	31.9	32.1	32.3	32.5	32.7	33.0	33.2	33.5	33.8	34.0	34.3	34.4	34.8	35.1	35.3
35	32.6	32.8	33.1	33.3	33.5	33.7	34.0	34.2	34.5	34.7	35.0	35.3	35.5	35.8	36.1	36.3
36	33.5	33.8	34.0	34.8	34.5	34.7	34.0	35.2	35.6	35.7	36.0	36.3	36.5	36.7	37.0	37.3

表 3.12 评定结果

比 重	含脂量	结 论
1.029~1.034	>3.2%	全 乳
1.034~1.037	<3.2%	脱脂乳
1.018~1.029	<3.2%	加水乳
1.028~1.034	<2.0%	脱脂又加水乳或加淀粉又加水乳

二、酸度测定

 实验原理

乳品中酸度增加,往往是由于细菌分解乳中的乳糖产生乳酸的结果,故常以酸度来断定乳品的新鲜程度。牛乳酸度以°T(吉尔涅尔度)表示,即指中和 100 mL 牛乳中的酸所消耗 0.1 mol/L 的 NaOH 溶液的毫升数。

 实验仪器和试剂

1. 仪器

150 mL 锥形瓶,10 mL 容量吸管,碱式滴定管及滴定管架。

2. 试剂

0.1 mol/L 的 NaOH,1%酚酞指示剂。

 实验内容与方法

1. 实验方法

精确吸取样品 10 mL 于 150 mL 锥形瓶中,加入经煮沸冷却后的蒸馏水 20 mL 及酚酞指示剂 3 滴,小心摇匀,用 0.1 mol/L 的 NaOH 溶液滴至微红色,并保持 1 min 内不消失为止。消耗的 0.1 mol/L 的 NaOH 溶液毫升数乘以 10 即为酸度°T。

2. 评定

供消毒牛乳及加工淡炼乳用时,不得超过 18°T;供加工其他乳制品用时,不得超过 20°T。

食用油脂品质评定与检验

 实验目的

（1）了解食用植物油脂主要特性的分析。

（2）熟悉薄层层析分离鉴定食用油中的 BHT、BHA 实验技术。

（3）掌握食用植物油脂品质的感官指标鉴别方法。

一、感官评定

 实验原理

利用食品感官评定的基本技术和食用油的一些感官特性进行鉴别判断。

目前市场上销售的食用植物油主要有大豆油、花生油、菜籽油等几个品种。以下是常见食用油的一些感官特点：

1．芝麻油

优质的芝麻油呈棕红色至棕褐色，清晰透明，有微量沉淀物，具有芝麻油固有的香味，耐藏性较其他植物油强。

2．色拉油

去除固体脂和蜡质，是精炼油在经脱色、脱臭、脱酸、脱胶等工序精制而成的高级食用植物油，一般无色、无臭、无味、澄清、透明，耐低温，储存时稳定性好。

3．花生油

优质花生油色泽呈淡黄至棕黄色，清晰透明，具有花生油固有的香味和滋味，无任何异味。

4．豆油

优质的大豆油呈黄色至橙黄色，完全清晰透明，具有大豆油固有的气味。

5．菜籽油

优质的菜籽油呈黄色至棕色，清晰透明，具有菜籽油固有的气味。

6．棕榈油

油烟小，耐储藏，精炼油呈黄色或柠檬黄色。广泛用于烘烤食品、油炸食品等。精炼棕榈油凝固点为 27～30 ℃。棕榈油在常温下是凝固的。夏季容器下部有白色沉淀并可流动，而冬季为淡黄色凝块。棕榈油由于价格便宜而多被掺入其他食用油中。

实验内容与方法

食用油感官性状鉴别的方法如下：

1. 色泽

根据油料品种、质量以及加工工艺的不同,食用植物油一般分为一级、二级、三级和四级 4 个等级。一级级别最高,油色清亮透明,杂质少,精炼程度高,价格也高;二级次之;三级、四级呈微褐色或深褐色,质量不高,尤其是四级油杂质较多。

油的色泽深浅因品种不同而不同。色拉油浅颜色的要好一些,但太浅了甚至发白也不好。各种植物油都会有一种特有的颜色,经过精炼,会将它们清除一些,但是不可能也没有必要精制到一点颜色也没有,有点颜色对身体并无害。各种食用油由于加工方法不同而色泽有深有浅,如热压生产出的油常比冷压生产出的油色深。

检验方法:将试样混匀并过滤于烧杯(直径 50 mm,高 100 mm)中,油层高度不得小于 5 mm,在室温下先对着自然光观察,然后再置于白色背景前借其反射光线观察并按下列词句描述:白色、灰白色、柠檬色、淡黄色、黄色、橙色、棕黄色、棕色、棕红色、棕褐色等,也可取少量油放在 25 mL 比色管中,在白色背景下观察试样的颜色。冬季油脂易凝固,可取样 250g 左右,加热到 35～40 ℃,使之呈液态并冷却至 20 ℃左右,按上述方法进行鉴别。

2. 透明度

食用植物油的透明度与油脂的品质有关,品质正常的油脂应是完全透明的,如果油脂中含有磷脂、蛋白质、碱类、类脂、蜡质或含有水分及杂质,均会使油脂的透明度下降,甚至会出现混浊,从而降低油脂的使用价值,影响油脂的贮存时间,油脂易变质。水分和杂质的含量,一、二级油都不超过 0.05%。一般若是含有 0.3%左右的水分,即可使油脂变色、混浊、甚至酸败变质。有时油脂变质后,形成的高熔点物质也能引起油脂的混浊。透明度低、掺了假的油脂,也有混浊和透明度差的表象。所以质量好的油,温度在 20 ℃静置 24 h 后应透明。要选择澄清、透明的油,透明度越高越好。

3. 沉淀物

食用植物油在 20 ℃静置 24 h 后所能下沉的物质,称为沉淀物。油脂的质量越高,沉淀物越少。沉淀物少,说明油脂加工精炼程度高,包装质量好。质量正常的油无沉淀和悬浮物且黏度小。

4. 气味

每种油均有特有的气味,这是油料作物固有的。如豆油有豆味,花生油有花生味,菜籽油有菜子味,芝麻油有芝麻特有的香味等。各品种油有其正常的独特气味,而无酸臭等异味。但由于油料变质,溶剂去除不干净或油脂贮存时间过长酸败等,均会使油脂有苦、辣、臭味,溶剂气味及酸味。经过精炼的油,如色拉油,应该是无气味,口感好。食用油很容易变质,开了封的食用油酸价和过氧化值每天都在增长,由此产生很多有毒的氧化分解物质,并造成酸败,产生哈喇味。如果长期食用已经劣化的油脂,会使细胞功能衰竭,诱发多种疾病。当闻到不正常的怪味(如哈喇味)时,此植物油过氧化值已经大大超标,不能食用。即使食用油未开封,它的酸价和过氧化值也在增长,只不过速度不如开封时快。

气味可以用以下三种方法进行判定:一是将试样倒入 150 mL 烧杯中,水浴加热至 50 ℃,以玻璃棒迅速搅拌,嗅其气味。二是取 1～2 滴油样放在手掌或手背上,双手合拢快速摩擦至发热,闻其气味。三是于盛装油脂的容器打开封口的瞬间,用鼻子接近容器口,闻其气味。

5. 滋味

指通过嘴尝得到的味感。除小磨芝麻油带有特有的芝麻香味外,一般食用油多无任何滋味。质量正常的油无异味,若油有苦、辣、酸、麻等味感则说明已变质,有焦煳味的油质量也不好。鉴别滋味的方法是:蘸取少许油样点在已漱过口的舌头上,辨其滋味,按正常、焦煳、酸败、苦辣等词句描述。变质的油脂会有酸、苦、辛辣等滋味,上好的油脂没有异味。

6. 标识

查看食用植物油外包装上标识是否规范齐全并在保质期内。标识齐全的食用植物油应标有生产厂名、厂址、产品名称、净含量、执行标准号、QS 标志、生产日期和保质期等,无厂名、厂址及质量标准代号的油不要食用,最好不要选购即将到期的油。

二、油脂酸价

 实验原理

酸价(酸值)是指中和 1 g 油脂所含游离脂肪酸所需氢氧化钾的毫克数。酸价是评定油脂品质好坏和储存方法是否得当的一个指标。同一种植物油酸价越小,说明油脂质量越好,新鲜度和精炼程度越好;酸价越高,说明其质量越差越不新鲜。一般情况下,新鲜的油脂通过感官检验不觉得异常;酸价高于 3.5 mg KOH/g 时,油脂出现不愉快的哈喇味;酸价超过 4 mg KOH/g 时,人们若食用了这种油脂后可引起呕吐、腹泻等中毒现象,酸败严重的油脂不能食用。因此,油脂酸价的测定是油脂酸败定性和定量检验的参考,是鉴定油脂品质优劣的重要依据。

 实验仪器和试剂

1. 仪器

锥形瓶,滴定管。

2. 试剂

(1) 乙醚-乙醇混合液:按乙醚-乙醇(2+1)混合,以酚酞为指示剂,用所配的KOH 溶液中和至初呈淡红色,且 30 s 内不退色为止。

(2) 氢氧化钾标准液:0.05 mol/L。

(3) 酚酞指示剂(10 g/L):溶解 1 g 酚酞于 90 mL(95%)乙醇与 10 mL 水中。

 实验内容与方法

1. 实验步骤

准确称取 4 g 样品,置于锥形瓶中,加入 50 mL 中性乙醚－乙醇混合液,摇匀使油溶解,必要时可置于热水中促进其溶解。冷却至室温,加入酚酞指示剂 2~3滴,以氢氧化钾标准液(0.05 mol/L)进行滴定,滴定至出现微红色,且 0.5 min 内不褪色为止。

2. 结果计算

$$X_1 = \frac{V_1 \times C_1 \times 56.11}{M_1}$$

式中,X_1:样品的酸价;V_1:样品消耗氢氧化钾标准液的体积(mL);C_1:氢氧化钾标准液滴定的实际浓度(mol/L);M_1:样品的质量(g);56.11:每毫摩尔数氢氧化钾的克数。

三、过氧化值

 实验原理

过氧化值是表示油脂和脂肪酸等被氧化的一种指标,用来衡量油脂的酸败程度,过氧化值越高,则油脂酸败越强。过氧化值超标,油的味道会不好,甚至产生异味,对人体产生不利影响。检测油脂中是否存在过氧化值以及含量的大小,即可判断油脂是否新鲜和其酸败程度。检测常用滴定法,其原理是油脂氧化过程中产生过氧化物,与碘化钾发生如下反应,生成游离碘,以硫代硫酸钠溶液滴定,计算含量。

$$\begin{matrix} O \\ | \\ | \\ O \end{matrix}R + 2KI \longrightarrow K_2O + RI + I_2$$

 ## 实验仪器和试剂

1. 仪器
碘瓶,滴定管。

2. 试剂
(1) 饱和碘化钾溶液:称取 14 g 碘化钾,加 10 mL 水溶解,必要时微加热使其溶解,冷却后贮于棕色瓶中。

(2) 三氯甲烷-冰乙酸混合液:量取 40 mL 三氯甲烷,加 60 mL 冰乙酸,混匀。

(3) 淀粉指示剂(10 g/L):称取可溶性淀粉 0.5 g,加少许水,调成糊状,倒入 50 mL 沸水中调匀,煮沸至透明,冷却。现用现配。

 ## 实验内容与方法

1. 实验步骤
称取 2~3 g 混匀(必要时过滤)的试样,置于 250 mL 碘瓶中,加 30 mL 三氯甲烷-冰乙酸混合液,使试样完全溶解。加入 1 mL 饱和碘化钾溶液,紧密塞好瓶盖并轻摇 0.5 min,然后在暗处放置 3 min。取出加 100 mL 水,摇匀,立即用硫代硫酸钠标准滴定溶液(0.002 mol/L)滴定,至淡黄色时,加 1 mL 淀粉指示液,继续滴定至蓝色消失为止,用相同量三氯甲烷-冰乙酸溶液、碘化钾溶液、水,按同一方法,做试剂空白试验。

2. 结果计算
试样的过氧化值按下式进行计算:

$$X_1 = \frac{(V_2 - V_1) \times C \times 0.1269}{m} \times 100$$

$$X_2 = X_1 \times 78.8$$

式中,X_1:试样的过氧化值(g/100 g);X_2:试样的过氧化值(mmol/kg);V_1:试剂空白消耗硫代硫酸钠标准滴定溶液的体积(mL);V_2:试样消耗硫代硫酸钠标准滴定溶液的体积(mL);C:硫代硫酸钠标准滴定溶液的浓度(mol/L);m:试样质量(g);0.1269:与 1 mL 硫代硫酸钠标准滴定溶液($C = 1$ mol/L)相当的碘的质量(g);78.8:换算因子。

计算结果保留两位有效数字。精密度要求:在重复性条件下获得的两次独立测定结果的绝对差值不得超过算术平均值的 10%。

根据《食品安全国家标准 植物油》(GB 2716—2018):过氧化值(出厂)≤ 0.25 g/100 g。

四、羰基价

 实验原理

羰基价是指每千克样品中含醛类物质的毫摩尔数。用羰基价来评价油脂中氧化产物的含量和酸败劣度的程度,具有较好的灵敏度和准确性。大多数国家都采用羰基价作为评价油脂氧化酸败的一项指标,并且我国已把羰基价列为油脂的一项食品卫生检测项目。常用比色法测定总羰基价,其原理为:羰基化合物和 2,4-二硝基苯肼的反应产物在碱性溶液中形成褐红色或酒红色,在 440 nm 波长下,测定吸光度可计算出油样中的总羰基价。

 实验仪器和试剂

1. 仪器

721 分光光度计,25 mL 容量瓶,具塞试管,水浴锅。

2. 试剂

(1) 精制乙醇溶液:取 1000 mL 无水乙醇,置于 2000 mL 圆底烧瓶中,加入 5 g 铝粉、10 g 氢氧化钾,接好标准磨口的回流冷凝管,于水浴加热回流 1 h,然后用全玻璃蒸馏装置蒸馏收集馏液。

(2) 精制苯溶液:取 500 mL 苯,置于 1000 mL 分液漏斗中,加入 50 mL 硫酸,小心振摇 5 min,开始振摇时注意放气。静置分层,弃硫酸层,再加 50 mL 硫酸重复处理一次,将苯层移入另一分液漏斗,用水洗涤三次,然后经无水硫酸钠脱水,用全玻璃蒸馏装置蒸馏收集馏液。

(3) 2,4-二硝基苯肼溶液:称取 50 mg 2,4-二硝基苯肼,溶于 100 mL 精制苯中。

(4) 三氯乙酸溶液:称取 4.3 g 固体三氯乙酸,加 100 mL 精制苯溶解。

（5）氢氧化钾-乙醇溶液：称取 4 g 氢氧化钾，加 100 mL 精制乙醇使其溶解，置冷暗处过夜，取上部澄清液使用。溶液变黄褐色则应弃之重新配制。

 实验内容与方法

1. 实验步骤

称取 0.025～0.5 g 试样置于 25 mL 容量瓶中，加苯溶解试样并稀释至刻度。吸取 5 mL 置于 25 mL 具塞试管中，加 3 mL 三氯乙酸溶液及 5 mL 2,4-二硝基苯肼溶液，仔细振摇混匀，60℃ 水浴加热 30 min，冷却后，沿试管壁慢慢加入 10 mL 氢氧化钾-乙醇溶液，使其成为二液层，塞好，剧烈振摇混匀，放置 10 min。使用 1 cm 比色杯，以试剂空白调节零点，于波长 440 nm 处测吸光度。

2. 结果计算

试样的羰基价按下式进行计算：

$$X = \frac{A \times 1000}{\dfrac{854 \times m \times V_2}{V_1}}$$

式中，X：试样的羰基价（mmol/kg）；A：测定时样液吸光度；m：试样质量（g）；V_1：试样稀释后的总体积（mL）；V_2：测定用试样稀释液的体积（mL）；854：各种醛的毫克当量吸光系数的平均值。计算结果保留三位有效数字。

精密度要求：在重复性条件下获得的两次独立测定结果的绝对差值不得超过算术平均值的 10%。根据《食品安全国家标准　植物油》（GB 2716—2018）规定：羰基价≤20 mg/kg。

 实验注意事项

（1）在测酸价过程中，当样液颜色较深时，可减少试样用量或适当增加混合溶剂的用量。

（2）测过氧化值时，加入的碘化钾溶液必须为饱和溶液，不饱和的碘化钾溶液与碘化钾溶液中含有未溶解的碘化钾微粒均会造成测定结果不准确。饱和碘化钾溶液中不可存在游离碘和碘酸盐。

（3）配制好的硫代硫酸钠标准溶液应放置于棕色瓶中，以防日光促使硫代硫酸钠分解，长期使用的硫代硫酸钠标准溶液应隔一段时间重新标定。

（4）在过氧化值的测定中，三氯甲烷、乙酸的比例以及加入碘化钾后静置时间、加水量等对测定结果均有影响，应严格控制试样与空白试验测定条件的一致性。

（5）羰基价测定时，所用仪器必须洁净、干燥，所用试剂若含有干扰试验的物质，必须控制后才能用于试验，空白试验的吸收值（在波长 440 nm 处，以水对照）超过 0.2 时，则表示试验所用试剂的纯度不够理想。

 实验报告撰写要求

（1）实验目的。

（2）实验原理。

（3）实验结果应用和评价。

（文育锋　王　俊）

实验二十六　食物中毒案例分析

 实验目的

（1）了解食物中毒安全的分析方法。

（2）熟悉食物中毒的调查与处理的方法。

（3）掌握引起食物中毒的原因，食物中毒的类型、临床表现及诊断。

 实验内容与方法

（一）案例一

1998 年 8 月 13 日上午 11 时，家住某市城南区的李某出现发烧、腹痛、腹泻、恶心、呕吐等症状紧急入院。检查发现：体温 39.5 ℃，腹部有压痛感，大便为水样便，带有黏液。此后，居住其周围的一些居民因同样的症状体征入院就诊。到 16 日夜间 12 时，同辖区内共有 59 户，117 人因相似的症状体征到医院或门诊观察治疗。

问题讨论 1

（1）医院门诊医生接到第一例病人时，首先可能会做何诊断？当同天接到数例相同症状体征的病人时，应如何考虑？做何处理？

（2）如果怀疑是食物中毒，应做何处理？

据医师对每位病人的询问，发现所有病人在 8 月 13 日都有食过居住在该区的个体商贩陈某出售的自制酱马肉，故医师立即向辖区疾病预防控制中心报告，怀疑为食物中毒事件，要求疾病预防控制中心派人详细调查。

辖区疾病预防控制中心的医师从 8 月 13 日至 16 日深入到医院和病人家庭，了解发病情况，并采集了大量的有关食物、餐具及病人分泌物样品，进行相关项目的分析。

问题讨论 2

（1）按食物中毒的调查处理原则，你认为食物中毒的调查必须包括哪些工作？

（2）要确诊为何种类型的食物中毒，最关键的工作是什么？

据疾病预防控制中心的调查报告，此次食物中毒的原因与发病人员食入陈某自制的酱马肉有关。

8 月 11 日晚,陈某将濒于死亡的老马拉回家中,在自家院内屠宰剥皮,然后在一破漏的棚子里加工制作酱马肉,周围卫生条件很差,生熟马肉均使用同一工具和容器处理。从 8 月 12 日下午到 13 日凌晨共加工 3 锅 100 多斤酱马肉,并置于盛过生肉的菜筐内,放在气温在 37 ℃左右的院子内,于 13 日晨在路边出售。

此次食物中毒调查报告中还有下列一些资料:

① 发病率。进食酱马肉 198 人,发病 186 人,发病率为 93.9%,住院及门诊观察 117 人,占发病人数的 59.1%。

② 潜伏期。198 例中毒患者中,潜伏期最短的为 3 h,最长的为 84 h,71%的患者在 12～30 h 内发病。

③ 临床症状。病人主要症状为发烧、腹泻、头疼、头晕、腹痛、恶心、呕吐;个别患者休克昏迷。患者发烧最低 37.5 ℃,最高 42 ℃;76%的患者体温为 38～39.5 ℃;大便多为水样便,带有黏液,腹部有压痛感。

④ 治疗与病程。重型患者静脉点滴或肌肉注射庆大霉素、VitC、地塞米松,轻型患者口服黄连素。大部分患者 2～5 天可痊愈,个别患者病程达 2 周。预后良好,无后遗症。

3. 问题讨论 3

(1) 此事件是何种性质的食物中毒? 据上述资料,能否确定是何种化学物或细菌引起的食物中毒?

(2) 造成此次食物中毒的原因是什么?

(3) 对此次食物中毒的病人处理,关键应注意哪些方面?

(4) 如何防止类似中毒事件的再发生?

(二) 案例二

2001 年 6 月 30 日,某卫生部门接到一起食物中毒报告。某公司食堂许多就餐者吃完午饭后,相继出现呕吐、头晕、呼吸困难,口唇和四肢发绀等症状,患者立即被送去医院抢救治疗。针对本起中毒事件,卫生部门立即组织专门调查小组,赴食物中毒发生现场进行调查。通过现场流行病学调查,确定中毒的对象、中毒人数,确定该食物中毒属于何种类型。

问题讨论 1

针对以上案例,作为卫生监督人员应如何实施调查以确定食物中毒的类型?

(1) 调查食物中毒患者的基本情况,包括年龄、性别、潜伏期和临床症状,初步确定是微生物引起的食物中毒还是化学性食物中毒。本起中毒事件,中毒患者 42 名,年龄最大 62 岁,最小 30 岁;男性 24 人,女性 18 人。食物中毒潜伏期最短为

10 min,最长为 4 h,用餐后第一例中毒患者的间隔时间仅为 10 min。调查 42 名中毒患者的主要临床症状基本相似,主要有头晕、头痛、乏力、心跳加快、心律不齐、呼吸困难、恶心、呕吐、腹痛、腹泻、口唇、舌尖、指甲青紫等。本次食物中毒潜伏期非常短,所以细菌性食物中毒可能性不大,初步认为本起食物中毒类型可能是化学性食物中毒。根据临床症状,一般细菌性食物中毒也有头晕、恶心、呕吐、腹痛,但不同之处是本次中毒患者出现口唇、舌尖、指甲青紫、心跳加快、呼吸困难等症状,所以认为本次中毒症状与亚硝酸盐食物中毒症状较为吻合。根据临床症状可进一步排除细菌性食物中毒,初步确定可能是亚硝酸盐引起的化学性食物中毒。那么怎么会引起亚硝酸盐中毒呢? 是食物本身,还是人为造成? 这需要进一步调查。

(2) 进一步调查分析中毒原因。

① 调查进餐史。调查发现在食物中毒患者发病前 24 h 内,均有 2001 年 6 月 30 日午餐进餐史。

② 调查可疑食物。2001 年 6 月 30 日午餐食物品种见表 3.13。

表 3.13　42 名中毒患者进餐史调查

食物编号	午餐进食品种	食用人数	发病人数
番茄炒鸡蛋(A)	A、B、D、E	23	0
肉丝炒辣椒(B)	A、C、D、F	32	32
拌黄瓜(C)	A、B、D、F	6	6
冬瓜汤(D)	B、C、D、E	34	0
米饭(E)	B、D、E、F	6	4
馒头(F)			

主食食用米饭均未出现中毒,42 名中毒者均有食用馒头史,食用米饭和馒头两种主食者 6 人,其中 2 人食用量少者未出现中毒症状,根据情况分析,初步确定可疑食物与馒头有关。为何馒头带毒? 需进一步调查制作馒头的原料和加工过程。调查发现食堂职工张某在加工馒头时,误把亚硝酸盐当作纯碱放入面粉中。因此,判断造成本次中毒事故的可疑食物为馒头。

③ 确定致病因子。为进一步确定致病因子,采集中毒现场的剩余馒头和中毒患者的呕吐物。经检测,呕吐物中亚硝酸盐含量为 850.3 mg/kg,现场采集剩余馒头,亚硝酸盐含量为 942.5 mg/kg。

根据流行病学调查资料、临床症状和实验室检测结果,可确定本次食物中毒为一起因误食亚硝酸盐引起的化学性食物中毒。

问题讨论 2

食入亚硝酸盐的来源？

问题讨论 3

亚硝酸盐中毒机制及临床表现有哪些？

问题讨论 4

亚硝酸盐中毒的判定原则是什么？

问题讨论 5

急救治疗及预防有哪些措施？

问题讨论 6

亚硝酸盐中毒的主要预防措施有哪些？

（文育锋）

实验二十七　农药残留速测(定性测量)

 实验目的

(1) 了解测定数据的分析与处理。

(2) 熟悉测定仪器的正确操作方法。

(3) 掌握蔬菜水果农药残留浓度的测定方法。

 实验原理

根据有机磷和氨基甲酸酯类农药能抑制昆虫中枢和周围神经系统中乙酰胆碱酶的活性,造成神经传导介质乙酰胆碱的积累,影响正常传导,使昆虫中毒死亡这一昆虫毒理学原理,可用于对农药残留的检测。

如果蔬菜的提取液中不含有机磷或氨基甲酸酯类农药或残留量较低,酶的活性不被抑制,试验中加入的底物就被酶水解,水解产物与加入的显色剂反应会产生颜色。反之,如果蔬菜的提取液中含有一定量的有机磷或氨基甲酸酯类农药,酶的活性就被抑制或部分被抑制,试验中加入的底物就不能被酶水解或少部分被水解,从而不显色或颜色变化很小,用分光光度计测定吸光值随时间的变化情况计算出抑制率,就可以判断蔬菜中含有机磷或氨基甲酸酯类农药的残留情况。

 实验仪器

NYIV 高智能多通道农药残留速测设备系统,千分之一天平,恒温水浴箱或恒温箱,移液管,移液枪,注射器,量筒,容量瓶,无菌纱布,枪头。

 实验内容与方法

蔬菜水果农药残留浓度的测定步骤是先将仪器预热 10 min,按"确定"键进行仪器自检,自检结束后进行如下操作:

1. 试剂配制

(1) 提取液。将提取液试剂袋中的试剂倒出,溶于 510 mL 蒸馏水中,溶解、混匀即可。

（2）底物。向标有"底物"的试剂瓶中加入 3.5 mL 蒸馏水，溶解、混匀即可，于 0~4 ℃ 环境下保存。

（3）显色剂。向标有"显色剂"的试剂瓶中加入 35 mL 提取液，溶解、混匀即可。

（4）酶试剂。向标有"酶"的试剂瓶中加入 3.5 mL 提取液，溶解、混匀即可，于 0~4 ℃ 环境下保存。

2．样品提取

随机抽取果蔬，每种样本至少取 0.5~1 kg，并尽量具有代表性。用剪刀剪取来自不同植株叶片（至少 8 片叶子）的样本；于水果及蔬菜沿表皮至果肉 0.5~1 cm 处取样，用天平称取 1 g 果蔬样品（叶菜剪成宽度为 1 cm 左右的菜样，块根菜取横截面样品）放入附件箱里白色塑料瓶（或烧杯）中，用移液管加入 5 mL 提取液（即缓冲液），静置 10 min 或振荡提取 2 min 后过滤，清液即为待测液。

3．先测对照组再测样品组

对照组测试：将提取液 2.5 mL、酶 0.1 mL，加入 1 号专用反应瓶中，混匀在水浴中静置 10 min（用秒表计时，25~35 ℃）后，再加入显色剂 0.1 mL，底物 0.1 mL。倒置两次后（切勿振荡以免产生气泡），立即转移到比色皿中，及时放入仪器，按对照测试键进行对照组测试，测试完毕，马上将对照物从 1 号通道取出。

样品组测试：待测试液 2.5 mL，酶 0.1 mL，加入 2 号专用反应瓶中，混匀在水浴中静置 10 min（秒表计时，25~35 ℃）后，再加入显色剂 0.1 mL，底物 0.1 mL。倒置两次后（切勿振荡以免产生气泡），立即转移到比色皿中，及时放入仪器，按样品测试键进行测试（加底物后，快速操作）。如果检测多个样本，向被测样本中同时加入酶和显色剂，上机前分别加入底物，立刻计时上机，测试设备使用操作屏显过程如图 3.2 所示。

4．容器清洗

比色皿使用后立刻冲洗，各种瓶、烧杯、移液管等容器在使用前用自来水冲洗 5 遍，再用蒸馏水冲两遍，倒置放置，干燥后以备再次使用。

（二）结果与计算

测试结果以酶的抑制率来表示。被测样本的抑制率≥50%时，说明蔬菜中可能含有某种有机磷类或氨基甲酸酯类农药残留。抑制率≥50%的样本要反复检测两次以上，几次重复检测的重现性应在 80%以上，方可做出肯定结论。被测样本经检测后，如抑制率超标，则需重复检测两次以上，若仍不合格，就用气相色谱法进一步定性定量分析，国家标准详见《植物性食品中有机磷和氨基甲酸酯类农药多种残留的测定》(GB/T 5009.145—2003)。

农药残毒速测仪
北京强盛分析仪器

(屏显一)

设备预置校正状态 样池编号×T=×××× 稳定后按确认键进行设备自检校正

(屏显二)

检测对照液 请放入对照液(第×样池) 放入对照液后合上顶盖按检测键

(屏显三)

检测对照液 仪器状态：正在测试 时间记录：×××

(屏显四)

对照液检测完毕 请按确认键

(屏显五)

预置检测被测液样品 请设定被测样品数量（按选择键） 8 7 6 5 4 3 2 1 被测样品数量选定后按检测键

(屏显六)

检测被测样品液 样品编号：× 检测位置：×号样池 样品放入×号池合上顶盖按检测键

(屏显七)

检测被测样品液 仪器状态：正在测试 ×××

检测结果：抑制率（%） 1××××　　2××××　　3×××× 4××××　　5××××　　6×××× 7××××　　8×××× 打印按确认键　不打印按选择键

图 3.2　测试设备使用操作屏显过程图

 实验注意事项

（1）葱、蒜、萝卜、芹菜、香菜、茭白、蘑菇及番茄汁液中,含有对酶有影响的次生物质,容易产生假阳性。处理这类样品时,可采取整棵蔬菜萃取法或采用表面测定法。对一些含叶绿素较高的蔬菜,也可采取整株(或半株)蔬菜萃取的方法,以减少色素的干扰。

（2）当温度低于 37 ℃时,酶反应的速度随之放慢,加入酶液和显色剂后放置反应的时间应相应延长,确定延长多长时间,应以胆碱酯酶空白对照测试 3 min 的吸光度变化差值为准,差值在 0.3 以上,即可进行下步操作。注意样品放置时间应与空白对照溶液放置时间相一致才有可比性。胆碱酯酶空白对照测试 3 min 的吸光度变化差值在 0.3 以下的原因可能如下：一是酶的活性不够，二是温度太低。

（3）实验试剂使用时用一瓶取一瓶，用完再取用新的，要防止其他物质的污染，以免溶液中毒失效，未用完的试剂可放在清洗干净的反应瓶中于 $0\sim4\ ℃$ 条件下保存。

反应瓶的清洗：去污粉刷洗→自来水冲洗→蒸馏水冲洗干净，不要用酸性洗液清洗，也不建议用洗洁精清洗，去污粉可在一般的商店或医药化学试剂商店购买。

 实验报告撰写要求

（1）实验目的。

（2）实验原理。

（3）实验结果应用和评价。

（赵顾函　黄月娥）

第四章　儿少卫生与妇幼保健学

实验二十八　儿童青少年生长发育测量

实验目的

（1）熟悉常用生长发育检测仪器及其校准方法。

（2）掌握儿童青少年生长发育常用的人体形态、功能发育的测量方法。

人体形态的测量

一、人体测量的基本要求和测量点

1. 基本要求

（1）所用测量仪器须经过严格校准，器械误差在规定范围内。

（2）嘱被测者在裸露条件下保持正确的测量姿势；按规定的测量点和测量方法测量，记录数值精确到小数点后一位。

（3）统一测量时间和记录方法。

2. 常用人体测量点

常用人体测量点如图 4.1 所示。

（1）颅顶点：当头部保持眼耳水平面时，头顶部正中矢状平面上的最高点。眼耳水平面是指通过左、右耳屏点上缘和眼眶下缘形成的水平面。

（2）肩峰点：在肩胛骨肩峰外侧缘上，最向外突出的点。

（3）桡骨点：桡骨小头上缘的最上端点。

（4）桡骨茎突点：桡骨茎突的最下端点。

（5）指极点：手臂下垂时，中指尖端最下的点，也称中指指尖点。

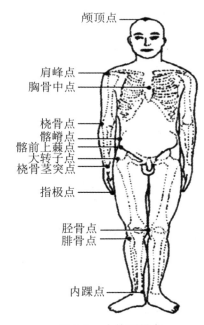

图 4.1　人体测量点

（6）髂嵴点：髂嵴的最外突点。

（7）大转子点：股骨大转子的最高点。

（8）胫骨点：胫骨之胫侧踝上缘最高位之点。

（9）腓骨点：腓骨头最向外凸出的点。

（10）内踝点：胫骨内踝最下端的点。

（11）胸骨中点：左右第四胸肋关节上缘的连线与正中矢状面的交点。测量以上各点高度时应采取直立姿势。根据上述测量，还可间接了解右侧上下肢各部的长度。

二、身高

身高（body height），也称"空间整体指标"，是个体纵向发育水平的重要指标之一，具体是指人体从站立底面到颅顶点的垂直距离。

 实验仪器

1. 身高坐高计

一个长 2 m 的立柱垂直固定于方木底台上，立柱左侧有厘米和毫米刻度；立柱上装有可移动的滑测板；板与底台平行，与立柱垂直；40 cm 高处装有可翻开测坐高用的活动坐板。

2. 人体测高计

由带毫米刻度的主尺、底座、顶端固定尺座、套在主尺上的活动尺座及直尺组成。

3. 马尔丁测高计

结构与人体测高计相同，但无底座，特点是携带方便。

4. 卧式身长计（量床）

用于测量 3 岁前的婴幼儿身长。须注意，卧位身长通常比同一个体所测的立位身高值大 2～3 mm。

 实验内容与方法

受试者脱去鞋帽，仅穿内衣裤，立正姿势站在底板上，两手自然下垂，足跟靠拢，足尖分开约 45°；足跟、臀部和肩胛部三点紧靠立柱，躯干自然挺直，头部保持眼耳水平位，两眼平视前方。测量者立于右侧，轻轻移动滑测板向下，于刚与颅顶点接触时停止，读数记录结果。测量误差不得超过 ±0.5 cm。

实验注意事项

（1）使用前应用水平仪检查身高计是否放置平稳。

（2）用直角尺检查滑测板与立柱（或活动尺）是否垂直。

（3）用标准铜卷尺校正刻度尺，误差不得超过±0.2%。

三、坐高

坐高（sitting height）指坐位时颅顶点至椅面的垂直距离。可反映躯干生长状况，与身高结合可说明下肢与躯干比例的关系。

 实验仪器

身高坐高计。

 实验内容与方法

受试者脱帽，坐于活动坐板上，骶骨部、两肩胛间紧靠立柱，躯干自然挺直，头部与测量身高时姿势相同，两腿并拢，大、小腿呈直角，测量者移动滑测板轻压颅顶点后读数，测量误差不得超过±0.5 cm。

四、体重

体重（body weight）是人体总的质量，综合反映骨髓、肌肉、皮下脂肪及内脏质量，在一定程度上反映个体营养状况。

 实验仪器

杠杆式体重秤（不能用弹簧秤）。

 实验内容与方法

杠杆式体重秤水平放置，使用前调节零点；用标准硅码校准体重秤的准确度（50 kg）和灵敏度（体重±0.1 kg）。杠杆式婴儿秤要求每20 g刻度间距在2 mm以上。受试者应排空大小便，穿短内裤（女孩可戴胸罩或穿小背心），赤足轻轻踏上秤台，直立站于体重秤的踏板上，手不可乱动或接触其他物体。待指针示数稳定后，记下读数至最小刻度，测量误差不超过±0.1 kg。

五、胸围

胸围（chest circumference）表示胸腔容积、胸背肌发育和呼吸器官的发育程度。

 实验仪器

带毫米刻度的软皮尺。用前先用钢尺校正，误差不得超过±0.2%。

 实验内容与方法

受试者裸上体安静站立，两臂下垂，均匀平静呼吸。测量者面对受试者，用带刻度的软尺上缘经背侧两肩胛骨下角下缘绕至胸前两乳头的中心点上缘测量。对乳房已经开始发育的少女，以胸前锁骨中线第四肋处为测量点。在被试者呼气末而吸气尚未开始前读数记录，为平静状态下胸围。再令受试着做最大深吸气，终末测其吸气胸围，稍停再令其做最大深呼气，终末测其呼气胸围，两者之差为呼吸差。胸围测试误差不得超过±1 cm。

六、肩宽和骨盆宽

肩宽（shoulder breadth）为左右肩峰点间的直线距离。骨盆宽（crista breadth）为左右髂嵴点间的直线距离。

 实验仪器和试剂

测径规，仪器误差不得超过±0.5 cm。

 实验内容与方法

肩宽测量时受试者取直立位，姿势同测胸围。测量者在受试者正后方，用两食指沿肩胛岗向外摸到肩峰外侧缘中点，用测径规测量读数。

测量骨盆宽使用的仪器、受试者体位和测量者位置同测量肩宽。用食指摸到受测者两髂嵴外缘最宽处，用测径规测量读数。

两指标的测试误差都不得超过±0.5 cm。

七、皮褶厚度

皮褶厚度(skinfold thickness)为人体成分中脂肪定量的客观指标之一。常用以推算全身体脂含量,判断营养状况,评价体成分。

 实验仪器

皮褶厚度计。

 实验内容与方法

皮褶厚度计在使用前需调整零点,校正压力,将仪器臂锚的两个接触点间的压力调整至 10 g/mm^2 以内。

八、四肢围度

四肢围度(limbs circumference)包括上臂围、前臂围、大腿围、小腿围及关节围等。四肢围度反映四肢肌肉的发育情况,皮下脂肪会影响围度,测量时要注意考虑皮褶厚度。

 实验仪器

卷尺。

 实验内容与方法

1. 上臂围(biceps circumference)
(1)上臂紧张围。受试者用力屈肘关节,在脏二头肌最隆起处测量读数。
(2)上臂放松围。受试者放松上臂,自然下垂,在原处测量读数。
2. 前臂围(forearm circumference)
被测者自然站立,上肢自然下垂,带尺绕前臂最粗处测量。
3. 大腿围(thigh circumference)
受试者取自然站立,两腿稍分开,测量者站其左侧。卷尺由左腿臀肌皱纹下,经腿间水平绕至大腿前面测量其围度。

4. 小腿围（calf circumference）

受试者取直立位,使身体重量平均落于两下肢上,将卷尺绕腓肠肌最隆起处测量。

九、手长和足长

手长（hand length）,桡、尺骨茎突点的掌侧面连线中点到中指指尖的直线距离。足长（foot length）,足跟后缘至足趾尖点距离。

 实验仪器

测量尺。

 实验内容与方法

测量手长时,令受试者左手前伸,五指并拢,掌心向上,测量者面对受试者,用铜板尺测桡骨远端腕横纹至中指尖的距离。

测量足长时,受试者取直立位,左腿稍抬起,屈膝将脚踩于测量尺底板上。测量尺与足纵轴平行,尺的固定挡板紧贴脚跟后缘,移动底板至最长趾端,读数并记录。

儿童少年功能发育的测量

一、肺活量

肺活量（vital capacity）是指一次尽力深吸气后能呼出的最大气量,反映肺的容量及呼吸肌的力量。

 实验仪器

回转式肺活量计。

 实验内容与方法

回转式肺活量计用前应检查有无漏气、漏水,然后盛满与室温相近的清洁水至标志线。进行校正:用带有准确刻度的量瓶(最小刻度<20 mL)连接于吹嘴橡皮管上(不得漏气),按 1000 mL、2000 mL、3000 mL、4000 mL、5000 mL 顺序导入空气,记录肺活量计上的读数,反复 3 次求平均值,再计算差值,误差应在 ±50 mL 内。在已充满水的肺活量计内插入水内温度计,测温度后移动肺活量计读数指针基部至相应的摄氏度处为零点;吹口消毒。受试者采用直立位,先做几次扩胸动作,然后尽力深吸气,吸满后憋住气,再向肺活量计口嘴内以中等速度尽力深呼气,直到不能再呼气为止读数。每人测 3 次,选最大值记录。

 实验注意事项

(1)测试前向受试着扼要说明测试方法及要领,对第一个受试者可先做示范。

(2)注意受试者吸气、呼气是否充分,呼气时是否有漏气或第二次吸气,允许弯腰呼气,但呼气开始后不得再吸气。

(3)测试前检查回转筒是否恢复原位。每测一人要更换一次性吹嘴。

(4)放气时不要使水滋出,同时须经常观察温度游标指示器的读数与水温是否一致。

二、握力

握力(grip strength)用于反映上肢肌肉的力量。

 实验仪器

有指针式蹬型握力计及椭圆形钢圈握力计。前者使用普遍,通过调节内外蹬距,以适应受检者手的大小。

 实验内容与方法

测前先调整握力计握距,将握力计指针调至零点。测量时令受试者取直立位,手持握力计,双足分开半步,手臂自然下垂,握力计离身侧 10 cm 左右,勿与身体和衣物相触,也不可使手臂靠腰部或其他物件。全力握紧把柄至不能再用力为止,记录读数(kg 或 N)。左右手都要测,各重复 3 次,记录最大值。

三、背肌力

背肌力(back strength)又称拉力,反映腰背部及上、下肢大部分肌肉的力量。

实验仪器

指针式背肌力计。

 实验内容与方法

先校正背肌力计,注意刻度单位是 kg 还是 N(1 kg＝9.80665 N)。受试者预先做腹部活动,然后双脚立于脚踏盘上,躯干向前倾斜 30°,两臂及两腿伸直,调节链条长短使把柄高度与膝盖水平,将指针调至零点。受试者双手紧握把柄,用最大背部力量向上牵拉至不能再用力,记录读数,反复测 3 次,取最大值记录。牵拉时应以中等速度慢慢提起,不能过慢或过快。患腰背痛、疝者和经期及妊娠期女性禁测。

四、血压

血压(blood pressure),血管内的血液对于单位面积血管壁的侧压力。

 实验仪器

水银柱血压计。

 实验内容与方法

1. 测量准备
首先应为不同年龄的儿童选择适宜其宽度的袖带(有 5 cm,6 cm,8 cm,10 cm,12 cm 和 13 cm 等型号,配相应的长度),宽度应能覆盖上臂的 2/3 左右,长皮包绕上臂一周,无短缺或重叠现象。袖带过窄、过短均可导致测量不准确。其次,要保证正确的测试体位:一律取坐位,右上臂充分暴露,注意调节椅子高度(最好使用升降式椅子),使上臂与心脏处同一水平位。使用水银柱血压计前应校正零点,水银槽内应有足量水银,以免水银柱内出现气泡。一旦出现气泡应予以排除。

2. 测量方法
水银柱血压计应平放,捆扎袖带要平整,松紧适宜,测试者用手触及桡动脉的搏动位置,将听诊器置于其上,不可施压。向气囊内充气使水银柱上升,直到脉搏声消失,继续加气 4 kPa 左右,然后开阀慢慢排气。注意充气和放气速度都不宜过快,应均匀在 0.4 kPa/s 左右。当听到第一个清晰的脉跳声时记录为收缩压。对舒张压的记录,观点尚未一致,大多以声音消失时作为舒张压(消音点);若声音持续不消失,则以变音点作为舒张压,即在听到收缩压后继续放气的过程中,辨别当脉跳声由高调变为低沉的低音调时作为舒张压(变音点)记录。为获得较恒定的血压读数,应连续测量 3 次,以其中较接近的 2 次读数的均值作为受试者的血压值。

 实验注意事项

测定前 2 h 内不做剧烈活动;测定前静坐休息 10 min。对年幼儿童进行测量前应做耐心细致解释,以免因哭闹、紧张、激动等原因而使血压升高。上衣袖口不应压迫上臂,若袖口过紧,应脱去衣袖。室温过高或过低,茶、咖啡和某些药物也可影响血压,测试时应尽量避免这些因素。

五、脉率

脉搏是在体外触得的动脉搏动,脉率(pulse rate)为单位时间内测得的脉搏次数(次/分)。脉率是反映心血管机能的重要指标,但因年龄、性别、健康状况和锻炼水平不同,在个体间有很大差异。

 实验内容与方法

测定时先令受试者休息 15 min,然后将右前臂平放于桌面,掌心向上。测量者用食指、中指、无名指的指端置于受试者腕部的桡动脉上,施以适当压力即可感到动脉搏动。连续测量 3 个 10 s 的脉搏数,直到其中至少有 2 次的结果相同,可认为是相对安静状态。测量 30 s 脉搏数乘以 2,记录为脉率。记脉搏所用秒表的误差不得超过 2 s/min。脉率易受体力活动和情绪影响而波动,故测量前 2 h 内不得从事剧烈活动,测量前 10 min 内应静坐休息。

 实验报告撰写要求

(1) 实验目的。
(2) 实验原理。
(3) 实验结果应用和评价。

(付连国　梁雅丽)

实验二十九　血糖的检测

血糖与人体健康密切相关,儿童青少年处于身体发育的关键时期,血糖的异常对青少年的发育危害严重,尤其最近十年,儿童青少年慢性病的发病率呈上升趋势,其中糖尿病和高血压的危害尤为严重。所以掌握血中葡萄糖测定对分析研究儿童青少年机体健康状况具有重要意义。

 实验目的

(1)熟悉和了解血中葡萄糖测定的意义。
(2)掌握血中葡萄糖测定的原理和方法。

 实验原理

葡萄糖的醛基与邻甲苯胺在热醋酸溶液中缩合成葡萄糖基胺,再脱水生成希夫氏碱(schiff base),然后经分子重排,生成一组蓝绿色化合物,在 630 nm 处有一吸收峰,吸光度大小与葡萄糖浓度成正比。

 实验仪器和试剂

1. 仪器

水浴箱,试管,分光光度计。

2. 试剂

① 邻甲苯胺试剂:取冰醋酸 500 mL,加入硫脲 2.5 g,溶解后加入邻甲苯胺 150 mL 及 2.4% 硼酸 100 mL 混匀,最后用冰醋酸定容至 1000 mL,置于棕色瓶中于室温保存。新配试剂应放置 24 h 后(待老化)使用。此试剂腐蚀性极强,应避免与皮肤接触而造成灼伤。

② 葡萄糖标准贮存液(100 mmol/L):准确称取无水葡萄糖(预先置于 80 ℃ 烤箱中干燥至恒重,移置于干燥器中保存)1.8 g,用蒸馏水溶解并定容至 100 mL 容量瓶中,摇匀,移入棕色瓶中,于冰箱内保存。

③ 葡萄糖标准应用液(20 mmol/L):准确吸取葡萄糖标准贮存液 20 mL,置于 100 mL 容量瓶中,再以蒸馏水稀释至刻度。

实验内容与方法

1. 实验步骤

（1）取 2 mL 空腹肘静脉血，加 1% 的肝素 0.1 mL，混匀，4000 r/min 离心 15 min，取上层血浆 1 mL，待用。

（2）取 10 mL 比色管 7 支，分别编号空白、①、②、③、④、⑤、样品，依次加入葡萄糖标准应用液 0 mL，1 mL，2 mL，3 mL，4 mL，5 mL，样品 1 mL。

（3）向上述 7 支比色管分别加入 5 mL 的邻甲苯胺试剂，用蒸馏水定容至 10 mL。

（4）水浴煮沸 12 min，取出置于流水中冷却 5 min，用分光光度计波长 630 nm 以空白调零，读取各管吸光度。

2. 结果与计算

（1）根据空白、①、②、③、④、⑤比色管的葡萄糖浓度和吸光度绘制标准曲线。

（2）根据标准曲线得到样品管的浓度。

 实验注意事项

（1）邻甲苯胺与葡萄糖的反应并非特异，其他糖在反应中亦能产生与葡萄糖相似的吸收光谱，它们的相对吸光度比率分别为葡萄糖 = 1.00；果糖 = 0.06；半乳糖 = 1.42；甘露糖 = 0.96；蔗糖 = 0.16。但这些糖中只有葡萄糖、果糖、半乳糖存在于正常人的血清中，而后两者在正常人血液中含量甚微，不影响试剂测定结果。

（2）葡萄糖与邻甲苯胺的呈色强度与反应条件（邻甲苯服和冰醋酸的批号、试剂配制后保存的时间以及加热温度和时间）有关。因此，各管的反应条件必须完全一致。

（3）邻甲苯胺为浅黄色油状液体，易被氧化成红棕色，用此种邻甲苯胺配制的试剂、空白管颜色深，反应灵敏度低，严重影响测定结果。须经以下方法处理方可应用：在 50 g/mL 邻甲苯胺中加入盐酸瓷胶 0.5 g，置于 50～60 ℃水浴 20 min 并不时摇动，使邻甲苯胺还原，颜色变浅。如上述处理不够理想，则将邻甲苯胺用全玻璃蒸馏器重新蒸馏，收集 199～201 ℃无色或浅黄色的流出液，置于棕色瓶中加黑纸袋避光密封保存。

实验报告撰写要求

（1）实验目的。

（2）实验原理。

（3）实验结果应用和评价。

（梁雅丽　丁书姝）

实验三十　儿童青少年头发中微量元素的测定

　　金属元素与人体健康密切相关,它们的摄入量过多或过少都会不同程度地引起疾病或生理异常,幼儿处于身体发育的关键时期,与微量元素的关系更为密切。人体内金属元素按其含量的不同,可分为常量金属元素和微量金属元素,常量金属元素如钙、镁等,微量金属元素如铬、锰、铁、铜、锌等。头发是一种常见的生物样本,是人体诊断最理想的活体材料之一,且头发对金属元素有一定的富集作用,某些痕量元素较易于测得,所以广泛应用于分析研究体内微量元素营养代谢情况。

 实验目的

　　(1) 了解头发中微量元素(Cu、Fe、Zn、Ca、Pb)的测定原理。

　　(2) 熟悉微量元素(Cu、Fe、Zn、Ca、Pb)的临床意义。

　　(3) 掌握头发中微量元素(Cu、Fe、Zn、Ca、Pb)的测定方法。

 实验仪器和试剂

1. 仪器

原子吸收分光光度计(火焰型),剪刀,恒温干燥箱,电子天平,超纯水器。

2. 试剂

硝酸,过氧化氢,盐酸,Cu,Fe,Zn,Ca,Pb 标准溶液。

 实验内容与方法

1. 标准溶液的配制

采用标准曲线法测定各元素的含量,标准溶液的配制如下:

　　(1) Cu 标准系列溶液的配制。量取 Cu 标准溶液(500 μg/mL)1 mL 于 100 mL 容量瓶,用 1% HNO_3 稀释至刻度,摇匀。取此溶液 0 mL,5 mL,10 mL,15 mL,20 mL,30 mL 分别加入 6 个50 mL 容量瓶中,用 1% HNO_3 定容,摇匀。此标准系列浓度分别为 0 μg/mL,0.5 μg/mL,1 μg/mL,1.5 μg/mL,2 μg/mL,3 μg/mL。

　　(2) Fe 标准系列溶液的配制。量取 Fe 标准溶液(500 μg/mL)2 mL 于 100 mL 容量瓶,用 1% HNO_3 稀释至刻度,摇匀。取此溶液 0 mL,2.5 mL,5 mL,15 mL,

25 mL 分别加入 5 个 50 mL 容量瓶,用 1% HNO_3 定容,摇匀。此标准系列浓度分别为 0 μg/mL,0.5 μg/mL,1 μg/mL,3 μg/mL,5 μg/mL。

(3) Zn 标准系列溶液的配制。量取 Zn 标准溶液(500 μg/mL)1 mL 于 100 mL 容量瓶,用 1% HNO_3 稀释至刻度,摇匀。取此溶液 0 mL,1 mL,2 mL,3 mL,4 mL,5 mL 分别加入 6 个 50 mL 容量瓶,用 1% HNO3 定容,摇匀。此标准系列浓度分别为 0 μg/mL,0.1 μg/mL,0.2 μg/mL,0.3 μg/mL,0.4 μg/mL,0.5 μg/mL。

(4) Ca 标准系列溶液的配制。量取 Ca 标准溶液(500 μg/mL)10 mL 于 100 mL 容量瓶,用 1% HNO_3 稀释至刻度,摇匀。取此溶液 0 mL,1 mL,2 mL,5 mL,10 mL 分别加入 5 个 50 mL 的容量瓶,用 1% HNO_3 定容,摇匀。此标准系列浓度分别为 0 μg/mL,1 μg/mL,2 μg/mL,5 μg/mL,10 μg/mL。

(5) Pb 标准系列溶液的配制。量取 Pb 标准溶液(500 μg/mL)1 mL 于 100 mL 容量瓶,用 1% HNO_3 稀释至刻度,摇匀。取此溶液 0 mL,5 mL,10 mL,15 mL,20 mL,30 mL 分别加入 6 个 50 mL 容量瓶,用 1% HNO_3 定容,摇匀。此标准系列浓度分别为 0 μg/mL,0.5 μg/mL,1 μg/mL,1.5 μg/mL,2 μg/mL,3 μg/mL。

2. 测定各元素标准系列溶液的吸光度

将 Cu、Fe、Zn、Ca、Pb 标准溶液滴在原子吸收分光光度计(火焰型)上,测定各元素标准系列溶液的吸光度,绘制标准曲线。

3. 样品的处理

(1) 发样洗涤。取适量头发,用蒸馏水冲洗 3～4 次,沥干水分,再用超纯水冲洗 3～4 次,以去除微量杂质。将水分沥干,置于洁净的瓷盘上,放入 80 ℃ 干燥箱中烘干,用洁净无锈的剪刀剪成 0.5～1 cm 的小段。

(2) 发样的消化。采用湿法消化。称取发样 1 g(精确到 0.0001 g),置于 150 mL 干燥洁净的锥形瓶中,加入 15 mL 硝酸消化,待剧烈反应结束后,放入 90 ℃ 水浴中加热消化 2 h,消解完毕后取出锥形瓶,冷却至室温,过滤,赶酸,定容至 25 mL,同时做同条件下的空白试剂。

(3) 样品结果的测定。在仪器上依次测定标准系列溶液的吸光度,仪器给出合格曲线后再依次测定空白液和发样液。若吸光度不在标准曲线范围内,则对溶液进行稀释,根据仪器给出的示值浓度和称样量以及稀释倍数计算各元素含量。

4. 结果与计算

发样中元素的含量计算如下:

$$(C - C_0) \times V \times \frac{f}{m}$$

式中,C:样品溶液元素的浓度(μg/mL);C_0:试剂空白液中元素的浓度(μg/mL);

V:样品定容体积(mL);f:稀释倍数;m:头发样品的质量(g)。

 实验参考值

原子吸收分光光度计(火焰型)测定各元素的最佳仪器条件见表 4.1。

表 4.1　火焰原子吸收法测定各元素的最佳仪器条件

元素	波长(nm)	电流(mA)	乙炔流量(mL/min)	燃烧器高度(nm)	狭缝宽度(nm)
Cu	324.7	2	1600	5	0.1
Fe	248.3	4	2000	8	0.2
Zn	213.9	2	1500	6	0.4
Ca	422.7	2	1700	5	0.2
Pb	217.0	2	1500	5	0.3

 实验报告撰写要求

（1）实验目的。

（2）实验原理。

（3）实验结果应用和评价。

（郝加虎　黄月娥）

实验三十一　教室的卫生调查及测量方法

实验目的

（1）了解教室卫生监测的内容。

（2）熟悉教室采光照明和课桌椅的测量方法及卫生评价的意义。

（3）掌握教室采光照明和课桌椅的测量方法及卫生评价。

实验原理

（1）采光照明常用的测量指标。玻地面积比、室深系数、投射角、开角、墙壁反射系数、采光系数。

（2）测角水平仪的使用。利用三角函数的原理进行测量。

（3）照度计的使用。将光能转化为电能，以电流的形式反应照度值。

（4）课桌椅型号鉴定尺的使用。课桌椅型号，是根据学生的身体测量指标值制定的，课桌椅型号鉴定尺是鉴定课桌椅型号的标尺。采用课桌椅型号尺，可以采用一人双号。

（5）课桌椅的评价。计算课桌合格率、课椅合格率、桌椅高差合格率。

实验仪器

照度计，皮尺，米尺，手持测角水平仪。

实验内容与方法

1. 教室的卫生调查

（1）一般状况内容。① 容纳学生的年级级别和人数，教室的楼层、方位和毗邻位置，长、宽及净高，人均面积和容积。② 门窗数和门窗结构材料，双层或单层窗。③ 黑板长、宽及材料，黑板下缘距地面高度，黑板颜色及反光状况，前排桌至黑板距离。④ 消洁柜、挂衣钩等其他设备的设置情况。⑤ 教室的通风换气和采暖设备的设置情况。⑥ 室内空气中 CO_2 含量及微小气候的检测。

（2）自然采光。① 教室朝向（主要采光窗方向），来光方式（单侧、双侧、左侧、右侧采光）。② 窗台高度,窗上缘至地面高度和至天棚的距离,窗间墙宽,窗与前后墙的距离。③ 室深系数,玻地面积比,投射角与开角,玻璃清洁状况。④ 窗外遮挡情况(树木、建筑物和间距)。⑤ 墙壁和天棚颜色及反射系数,墙裙高度和颜色,有无纱窗和窗帘。⑥ 课桌面和黑板面照度(最大、最小、平均),均匀度(最小照度/平均照度)。⑦ 计算课桌面上的最低采光系数(注明测量照度的时间和天气状况)等。

（3）人工照明。① 教室灯具种类、数量及配置情况(纵向或横向排列、灯间距、灯墙距、悬挂高度)。② 每个灯的功率及总功率,平均每平方米功率,黑板局部照明的设置。③ 灯的安装时间及使用状况,是否需擦拭或更换。④ 课桌面和黑板面照度(最大、最小、平均)和均匀度;黑板、课桌面的反射系数(注明测照度的时间和电压等)等。

（4）课桌椅。① 课桌椅型式(单人或双人,连式或分离式)、颜色、材料结构。② 课桌的长、宽和桌面样式(平面或斜坡,能否翻转),课桌椅排列情况,桌列间距,桌墙(与侧墙、后墙)间距。③ 水平观察视角和垂直视角。④ 各套课桌椅的桌高、椅高和桌椅高度差(记录数据或号数),对应学生的身高(号数)等。

2. 采光及照明的卫生指标检测

（1）投射角和开角测量。一般选择室内离窗最远的一排座位,先用皮尺测出有关距离,再用测角器直接测量,所得数据即为教室的投射角和开角的最小值。

测量方法:测量时,将反射镜测角计平放在离窗最远的桌面上,镜射长轴指向窗户,测量者面对窗,从反射镜中看玻璃上缘的倒影,移动头部直至看到窗上缘倒影与反射镜中线重合为止。用手轻轻扭动半圆仪上的指针,使横架在镜上的金属线倒影和窗玻璃上缘的倒影、镜中线三者重合,此时指针上所示度数为投射角。

（2）玻地面积比的测量和计算。用尺测量并计算教室中直接透光的门窗和玻璃面积。它与地面面积的比即玻地面积比。如某教室透光玻璃总面积为 8.5 m²,地面面积为 54 m²,则玻地面积比为 8.5∶54＝1∶6.4,故该教室玻地面积比为 1∶6.4。审查学校建筑设计图纸时,往往只能计算出窗洞面积而不易计算玻璃面积。有的教室的窗棂、窗框可占全窗户面积的 30%～35%,木窗棂甚至可占 50% 左右。窗户越小,木桩遮光面积越大。此时可用近似方法计算:木窗、钢窗的实际透光面积分别占窗洞面积的 65% 和 80%。

（3）采光系数的测量。采光系数指室内工作面(课桌前或黑板面)某一点处的照度与同时开阔天空散射光(全阴天)的水平照度的比值,即采光系数(%)＝(室内照度/室外照度)×100%。

《中小学校教室采光和照明卫生标准》规定,以最小来光系数作为评价教室采光状况的客观指标。测量时关掉人工照明,选择光线最差的一个桌面测量室内照度,同时测室外照度。若仅有一台照度计,可在测定室内照度的前后各测一次室外照度,取两者均值为室外照度值,以减少室外照度迅速变化所造成的误差。

(4) 反射系数的测量。室内各表面的反射系数可通过测量表面照度和反射照度后计算获得。测量应选不受直接光影响的位置。如测量墙壁表面反射系数时,之后以墙离地面 1.2～1.5 m 高的位置为测量点,将照度计的接收器贴在被测表面上,测出其入射照度 E_R,然后将接收器的感光面对准墙壁表面原来的位置,逐渐远离墙壁,待照度计值稳定后读取反射照度 E_T,即可按下式求得反射系数:$\rho = (E_T/E_R) \times 100\%$。一般每个被测表面需 3～5 个测点,取其均值作为该侧面的反射系数。

(5) 照度测量。选定照度测点。应按相关标准要求选定教室内的照度测量点。室内工作面测点高度一般为 0.7 m 高的水平面,小学的可适当降低。通道可取距地面 15 cm 高的水平面。

① 纵横线交叉布点。测自然采光的室内照度时,先从采光窗和窗间墙的中点画数条平行横线,再按室宽,在分别距内、外墙各 50 cm 处的横线段内划 4 等分纵向平行直线,取各纵横交叉处的 30 个或 25 个点(最后排 5 点不测)进行测量。测人工照明的照度时,教室内灯的布置分别在灯下和灯间划若干条横向、纵向平行线,取各纵横交叉处的数十个点作为人工照明的测点。

② 等距布点。在室内划横向和纵向平行线各若干条,每条平行线的间隔均为 1 m,在纵横交叉处可有数十个点,以此作为采光或照明的测点。

③ 自行选点。可根据课桌椅的配置,选取均匀分布的 9 个、12 个、16 个或 20 个点。

测量黑板面照度时,可在黑板中间线上取左、中、右 3 点,左右各距黑板有效边缘 30 cm,也可在上下、左右各距黑板边缘 10 cm 的横、纵向各取 5 点和 3 点,共 15 点测量。教室采光的照度测点按窗交叉布点;教室照明的照度测点按灯交叉布点。

④ 照度计是一种利用光敏半导体元件的物理光电现象制成的测光仪器,由受光元件(晒成硅光电池)和电流表组成。外来光线射到础/植光电池后,光电池即将光能转为电能,通过电流表显示出光的照度值,以勒克斯(lx)为单位。

照度计的正确使用步骤是:a. 校正"0"点,熟悉其读数范围和方法,如已加滤光罩,应将测量结果乘以 100 得到实测照度值。b. 测量时,将光电系统的插头插入电流表插孔中,光电池加滤光罩后放在欲测位置。打开电流表开关,待指针稳定后读数,若电流计指针不动或偏转小,可能是测量处实际照度不足,可摘掉滤光罩再测。c. 测量中显示屏上照度值不断变动,待显示值稳定时,按下 HOLD 键,读取数据。d. 最后记录的照度值为屏幕显示数字与量程的乘积。e. 每个观测点,连续记录 3 次数据，取平均值。f．测量完毕，将电流表开关拨回"关"处，拔下插头，光电池盖上滤光罩，妥当放置。

3．课桌椅测量及评价

（1）课桌椅的型号鉴定。新课桌椅出厂前，应标明其型号和适用身高范围。为便于对大批量课桌、课椅的测量和型号的鉴定，现专门设计了一种折尺——学生身高及课桌椅型号测量尺，由宽 5～6 cm，厚 1～1.2 cm 的长条木板制成，可折叠，展开总长度为 2 m。折尺一端标有与课桌高度、课椅高度和桌椅高差的尺度相对应的号数，测量时可直接读出课桌号、课椅号及桌椅高差号。折尺另一端标有与各号桌椅相适应的身高号（身高范围）。使用者两人一组。掌尺者逐套测量课桌椅并读出桌高号、椅高号、高差号和对应学生的身高号，记录者将数字按排列顺序记入表格。为使获得的资料尽量完备，宜在全体学生就座的情况下调查。

（2）课桌椅分配的卫生评价。课桌、课椅分配合格率：以常用学生身高与其使用的课桌高度、课椅高度是否适合来进行课桌椅分配的卫生学评价。以学生身高及课桌椅型号测量尺测量在座学生身高及相应课桌椅高度，直接记录课桌号、课椅号与对应身高号，三者相符合，则分配符合，依据《学校卫生综合评价》（GB/T 18205—2012）中规定，课桌椅分配符合率≥80%得满分（总分 10 分），40%～79%得 5 分，<40%不得分。

$$课桌分配符合率 = \frac{桌号与就座学生身高相符合人数}{调查人总数} \times 100\%$$

$$课椅分配符合率 = \frac{椅号与就座学生身高相符合人数}{调查人总数} \times 100\%$$

根据《学校课桌椅功能尺寸及技术要求》（GB/T 3976—2014）中的相关要求，中小学生课桌椅各型号的标准身高、身高范围及颜色标志见表 4.2。

表 4.2　中小学生课桌椅各型号的标准身高、身高范围及颜色标志

课桌椅型号	桌面高（mm）	座面高（mm）	标准身高（cm）	学生身高范围（cm）	颜色标志
0 号	790	460	187.5	≥180	浅蓝
1 号	760	440	180	173～187	蓝
2 号	730	420	172.5	165～179	浅绿
3 号	700	400	165	158～172	绿
4 号	670	380	157.5	150～164	浅红

续表

课桌椅型号	桌面高（mm）	座面高（mm）	标准身高（cm）	学生身高范围（cm）	颜色标志
5 号	640	360	150	143～157	红
6 号	610	340	142.5	135～149	浅黄
7 号	580	320	135	128～142	黄
8 号	550	300	127.5	120～134	浅紫
9 号	520	290	120	113～127	紫
10 号	490	270	112.5	≤119	浅橙

注:1. 标准身高系指各型号课桌椅最具代表性的身高。对正在生长发育的儿童青少年而言,常取各身高段的组中值。2. 学生身高范围厘米以下四舍五入。3. 颜色标志即标牌的颜色

实验注意事项

（1）测量前先将光电池式照度计的接收器曝光 2 min 后再开始。

（2）测人工照明时,荧光灯应在点燃 40 min 后（白炽灯点燃 15 min 后）,待光源的光输出稳定后再测量。

（3）各测点取 2～3 次读数的平均值,提高准确性。

（4）先用大的量程挡数,然后根据指示值大小逐步下调至适当挡数。原则上不允许在某挡满量程的 1/10 范围内测定。

（5）照度计在运输或携带中应避免晃动；放置环境要干燥,无腐蚀性气体,周围无强磁场；不得用湿布擦拭电流表有机玻璃罩,也不得用力擦拭,以防摩擦引起静电效应。

（6）每年校正一次照度计。

实验报告撰写要求

（1）实验目的。

（2）实验原理。

（3）实验结果应用和评价。

（金岳龙　梁雅丽）

实验三十二　排卵期测定（基础体温法）

 实验目的

（1）了解基础体温法的临床指导意义。

（2）熟悉基础体温法的测量方法并正确阅读基础体温表。

（3）掌握基础体温随月经周期的变化规律。

 实验原理

通常女性生理周期主要分为 4 个周期：月经期（第 1～7 天）、滤泡期（排卵期前一周，即第 7～13 天）、黄体前期（排卵后一周，即第 14～20 天）、黄体后期（月经前一周，即第 21～28 天）。正常情况下，妇女基础体温随月经周期呈现典型的双向型体温，即在排卵前的基础体温较低，排卵后升高，这是由于卵巢排卵后形成的黄体以及分泌较多的孕激素刺激下丘脑的体温调节中枢，导致基础体温升高，一般上升幅度在 0.3～0.5 ℃，并一直持续到下次月经来潮前 1～2 日或月经第 1 天后才开始下降，高温期持续 12～16 天（平均 14 天）。

 实验仪器

水银体温计，基础体温测定表。

 实验内容与方法

1．体温监测

（1）每晚睡觉前将体温计甩至 36 ℃ 以下，并将体温表放置在伸手可取的地方。

（2）第二日清晨醒后，不讲话也不活动，取体温计置于舌下，测体温 5 min，将测得的结果逐日记录于基础体温表上，并连成曲线。每天最好在上午 5～9 点的固定时间点测量体温。

（3）将生活中可能影响体温的情况也随时记录在体温表上，如失眠、感冒、性生活等。一般至少连续测量 3 个月经周期。

2. 结果与计算

（1）典型双向型体温表阅读。在排卵后，黄体分泌孕激素，体温迅速上升 0.3～0.5 ℃，并持续 13～14 天，表示排卵的卵子质量较好，典型双向型体温变化如图 4.2 所示。

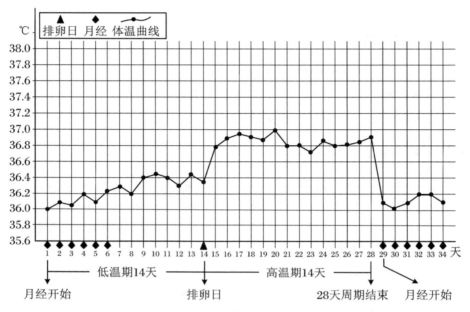

图 4.2　典型双向型体温

（2）黄体功能不足型体温表阅读。基础体温上升缓慢，如图 4.3 所示；高温升温幅度不够或/且持续时间＜12 天，体温缓慢下降，如图 4.4 所示。

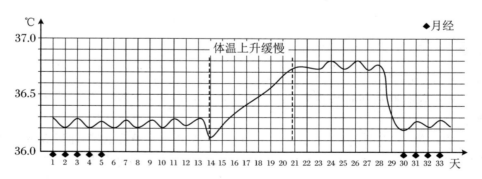

图 4.3　黄体功能不足型体温（基础体温上升缓慢）

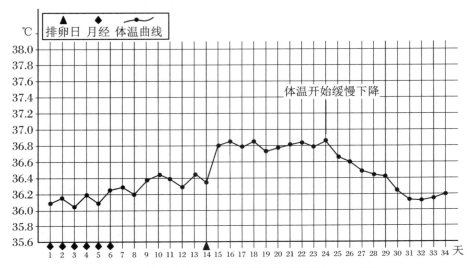

图 4.4　黄体功能不足型体温（高温持续时间＜12 天）

（3）单相型体温表阅读。表示无排卵月经周期,缺乏孕激素,体温虽有波动,但无持续性的升温,单相型体温表如图 4.5 所示。

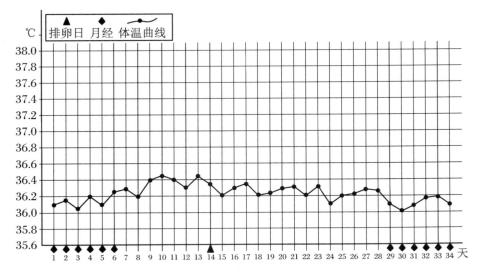

图 4.5　单相型体温

（4）已怀孕型体温表阅读。基础体温持续高温，高温期超过 16 天，且已到下次月经期仍无来潮，提示可能已怀孕，已怀孕型体温表如图 4.6 所示。

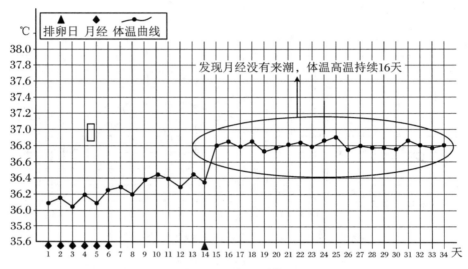

图 4.6　已怀孕型体温

 实验报告撰写要求

（1）实验目的。

（2）实验原理。

（3）实验结果应用和评价。

（黄月娥　梁雅丽）

实验三十三 幼儿体格检查

实验目的

(1) 熟悉采用生长发育检测仪器及其校准方法。
(2) 掌握幼儿生长发育常用的人体形态、功能测量方法。

人体形态、功能测量

一、身高/身长

身高/身长(body height),也称"空间整体指标",是个体纵向发育水平的重要指标之一,具体是指人体从站立底面到颅顶点的垂直距离。

实验仪器

1. 身高坐高计

一个长 2 m 的立柱垂直固定于方木底台上,沿立柱左侧有厘米和毫米刻度;立柱上装有可移动的滑测板;板与底台平行,与立柱垂直;40 cm 高处装有可翻开测坐高用的活动坐板。

2. 人体测高计

由带毫米刻度的主尺、底座、顶端固定尺座、套在主尺上的活动尺座及直尺组成。

3. 马尔丁测高计

结构与人体测高计相同,但无底座,特点是携带方便。

实验内容与方法

受试者脱去鞋帽,仅穿内衣裤,立正姿势站在底板上,两手自然下垂,足跟靠拢,足尖分开约45°角;足跟、臀部和肩胛部三点紧靠立柱,躯干自然挺直,头部保持眼耳水平位,两眼平视前方。测量者立于右侧,轻轻移动滑测板向下,刚与头顶点接触时停止。读数记录结果。测量误差不得超过±0.5 cm。

 实验注意事项

(1) 使用前用检查水平仪检查身高计是否放置平稳。
(2) 用直角尺检查滑测板与立柱(或活动尺)是否垂直。
(3) 用标准铜卷尺校正刻度尺,误差不得超过±0.2%。

二、坐高

坐高(sitting height)指坐位时颅顶点至椅面的垂直距离。可反映躯干生长状况,与身高结合可说明下肢与躯干比例的关系。

 实验仪器

身高坐高计。

 实验内容与方法

受测者脱帽,坐活动坐板上,骶骨部、两肩胛间紧靠立柱,躯干自然挺直,头部与测量身高时姿势相同,两腿并拢,大、小腿呈直角,测量者移动滑测板轻压颅顶点后读数,测量误差不得超过±0.5 cm。

三、体重

体重(body weight)是人体总的质量,综合反映骨髓、肌肉、皮下脂肪及内脏质量,在一定程度上反映个体营养状况。

 实验仪器

杠杆式体重秤(不能用弹簧秤)。

 实验内容与方法

杠杆式体重秤水平放置,使用前调节零点;用标准砝码校准体重秤的准确度(50 kg)和灵敏度(体重±0.1 kg)。受试者排空大小便,穿短内裤(女孩可穿小背心),赤足轻轻踏上秤台,直立站于体重秤的踏板上,手不乱动或接触其他物体。待指针示数稳定后,记下读数至最小刻度,测量误差不超过±0.1 kg。

四、胸围

胸围(chest circumference)表示胸腔容积、胸背肌发育和呼吸器官的发育程度。

 实验仪器

带毫米刻度的软皮尺,用前先用钢尺校正,误差不得超过±0.2%。

 实验内容与方法

受试者裸上体安静站立,两臂下垂,均匀平静呼吸。测量者面对受试者,带刻度的软尺上缘经背侧两肩胛骨下角下缘绕至胸前两乳头的中心点上缘测量。对乳房已经开始发育的少女,以胸前锁骨中线第四肋处为测量点。在被试者呼气末而吸气尚未开始前读数记录,为平静状态下胸围。再令受试者做最大深吸气,终末测其吸气胸围,稍停再令其做最大深呼气,终末测其呼气胸围。两者之差为呼吸差,胸围测试误差不得超过±1 cm。

五、头围

头围(head circumference)表示颅骨及颅内容,即脑的发育程度。

 实验仪器

带毫米刻度的软皮尺,用前先用钢尺校正,误差不得超过±0.2%。

 实验内容与方法

头围采用软尺测量。小儿在平静状态下取立位、坐位或仰卧位,将软尺0点固定于头部一侧眉弓上缘,软尺紧贴头皮(头发过多将其拨开)绕枕骨结节最高点及另一侧眉弓上缘回至0点即为头围的长度。测试误差不得超过±1 cm。

六、皮褶厚度

皮褶厚度(skinfold thickness)为人体成分中脂肪定量的客观指标之一。常用以推算全身体脂含量,判断营养状况,评价体成分。

 实验仪器

皮褶厚度计。

 实验内容与方法

皮褶厚度计使用前需调整零点,校正压力,将仪器臂锚的两个接触点间的压力调整至10 g/mm² 以内。

七、四肢围度

四肢围度(limbs circumference)包括上臂围、前臂围、大腿围、小腿围及关节围等。四肢围度反映四肢肌肉的发育情况,皮下脂肪会影响围度,测量时要注意考虑皮褶厚度。

 实验仪器

卷尺。

 实验内容与方法

1. 上臂围(biceps circumference)
(1) 上臂紧张围。受试者用力屈肘关节、在肱二头肌最隆起处测量读数。
(2) 上臂放松围。受试者放松上臂,自然下垂,在原处测量读数。
2. 前臂围(forearm circumference)
被测者自然站立,上肢自然下垂,带尺绕前臂最粗处测量。
3. 大腿围(thigh circumference)
受试者自然站立,两腿稍分开,测试者站其左侧。卷尺由左腿臀肌皱纹下,经腿间水平绕至大腿前面测量其围度。

4．小腿围（calf circumference）

受试者直立位，使身体重量平均落于两下肢上，将卷尺绕腓肠肌最隆起处测量。

幼儿功能发育的测量

一、血压

血压（blood pressure），血管内的血液对于单位面积血管壁的侧压力。

 实验仪器

水银柱血压计。

 实验内容与方法

1．测量准备

首先应为不同年龄的儿童选择适宜其宽度的袖带（有 5 cm，6 cm，8 cm，10 cm，12 cm 和 13 cm 等型号，配相应的长度），宽度应能覆盖上臂的 2/3 左右，长皮包绕上臂一周，无短缺或重叠现象。袖带过窄、过短均可导致测量不准确。其次，要保证正确的测试体位：一律取坐位，右上臂充分暴露，注意调节椅子高度（最好使用升降式椅子），使上臂与心脏处同一水平位。使用水银柱血压计前应校正零点，水银槽内应有足量水银，以免水银柱内出现气泡。一旦出现气泡应予排除。

2．测量方法

水银柱血压计应平放，捆扎袖带要平整，松紧适宜，测试者用手触及桡动脉的搏动位置，将听诊器置于其上，不可施压。向气囊内充气使水银柱上升，直到脉搏动声消失，继续加气 4 kPa 左右，然后开阀慢慢排气。注意充气和放气速度都不宜过快，应均匀在 0.4 kPa/s 左右。当听到第一个清晰的脉跳声时记录为收缩压。对舒张压的记录，观点尚未一致，大多以声音消失时作为舒张压（消音点）；若声音持续不消失，则以变音点作为舒张压，即在听到收缩压后继续放气的过程中，辨别当脉跳声由高调变为低沉的低音调时，作为舒张压（变音点）记录。为获得较恒定的血压读数，应连续测量 3 次，以其中较接近的 2 次读数的均值作为受试者的血压值。

实验注意事项

　　测定前 2 h 内不做剧烈活动；测定前 10 min 内静坐休息。对年幼儿童进行测量前应做耐心细致解释，以免因哭闹、紧张、激动等原因而使血压升高。上衣袖口不应压迫上臂，若袖口过紧，应脱去衣袖。室温过高或过低，茶、咖啡和某些药物也可影响血压，测试时应尽量避免这些因素。

二、脉率

　　脉搏是在体外触得的动脉搏动，脉率（pulse rate）为单位时间内测得的脉搏次数（次/分）。脉率是反映心血管机能的重要指标，但因年龄、性别、健康状况和锻炼水平不同，在个体间有很大差异。

 实验内容与方法

　　测定时先令受试者休息 15 min，然后将右前臂平放于桌面，掌心向上。测量者用食指、中指、无名指的指端置于受试者腕部的桡动脉上，施以适当压力即可感到动脉搏动。连续测量 3 个 10 s 的脉搏数，直到其中至少有 2 次的结果相同，可认为是相对安静状态。测量 30 s 脉搏数乘以 2，记录为脉率。记脉搏所用秒表的误差不得超过 2 s/min。脉率易受体力活动和情绪影响而波动，故测量前 2 h 内不得从事剧烈活动，测量前 10 min 内应静坐休息。

 实验报告撰写要求

　　（1）实验目的。
　　（2）实验原理。
　　（3）实验结果应用和评价。

幼儿体能发育的测量

 实验目的

　　（1）了解幼儿体能发育的测量意义。
　　（2）熟悉幼儿体能发育评价指标。

（3）掌握评价幼儿体能各项指标的发育水平。

 实验内容与方法

1．坐位体前屈

幼儿面向仪器坐在垫子上，双腿向前伸直，脚跟并拢，蹬在测试仪的挡板上，脚尖自然分开。测试时，幼儿双手并拢，掌心向下平伸，膝关节伸直，上体前屈，用双手中指指尖推动游标平滑前进，直到不能推动为止。

2．10 米折返跑

幼儿以至少 2 人为一组，两腿前后分开，站立在起跑线后，当听到起跑信号后，立即起跑，直奔折返线，用手触摸到物体（木箱或墙壁）后返回，直奔目标线。

3．立定跳远

幼儿两脚自然分开，站立在起跳线后，然后摆动双臂，双脚蹬地尽力向前跳。

4．网球掷远

幼儿站在投掷线后，两脚前后分开，单手（右手）持球，将球从肩上方投出，球出手时后脚可以向前迈出一步，但不能踩线或过线。

5．走平衡木

幼儿站在起点线后的平台上，面向平衡木，双臂侧平举，当听到"开始"的口令后，两脚交替向终点线前进。

6．双脚连续跳

幼儿两脚并拢站在起跳线后，听到"开始"的口令后，双脚起跳，连续跳过 10 个软方包后停止。

 实验报告撰写要求

（1）实验目的。

（2）实验原理。

（3）实验结果应用和评价。

（黄月娥）

实验三十四　儿少卫生与妇幼保健学方向综述撰写

 实验目的

（1）了解某一相关研究方向的最新动态。

（2）熟悉一个科学问题的提出和凝练。

（3）掌握儿少卫生与妇幼保健学方向综述的撰写及资料收集方法。

 实验原理

文献综述是对某一科学领域的新动态、新技术、新发现和发展前景等研究内容进行综合分析、归纳整理和评论，并提出自己的见解和研究思路的综合叙述性研究成果。文献综述首先是作者经过对收集来的最新研究结果进行整理、综合分析，把其中的共同观点、结果和方法提炼出来，按一定的逻辑加以综合、概括的过程，即形成综述的"综"；"述"是作者运用科学的表述将"综"的内容系统、深入地展示给读者的过程，是一种手段和方法。文献综述是启发科研思路，提出科学假设的重要手段。

 实验方法和内容

1. 文献综述撰写的程序

一般分为五个阶段：选题、收集相关文献、整理文献、拟定提纲和撰写综述。

（1）选题。根据自己从事的领域或感兴趣的方向选择需要研究的问题，题目不宜过宽泛，且应明确要研究的问题。

（2）收集相关文献。题目确定后，围绕题目收集和阅读文献。文献收集要求尽可能地齐全。要想写好综述，收集文献是基础，阅读文献是关键。可通过手工检索和计算机检索查阅医学相关数据库。

（3）整理文献。应将作者、文题、刊名、年、卷、期、页码及内容（如核心内容、主要资料、数据和观点）翔实地记录下来，另外对所读文献质量的高低按一定的方法给予评价，有助于后面撰写过程中的使用。

（4）拟定提纲。文献综述必须在精读大量文献、结合自己工作的基础上,列出较详细的撰写提纲,写出大小标题,做到有纲有目。然后将主要资料、结果及主要观点分门别类列于其下,这就是"搭架子"。

（5）撰写综述。先拟定一个综述的大框架,应尽量做到标题与内容一致,注意逻辑性,要做到层次分明、条理清楚,接下来就可以组织材料、撰写综述了。

2. 文献综述的格式

文献综述的格式一般可分为题目、前言、主体、总结和参考文献。下面重点介绍前言、主体、总结和参考文献部分。

（1）前言。说明本次综述的目的、相关的概念,本次综述讨论问题的现状和要解决的问题等,一般在 100～200 字为宜,使读者在读完前言后对本次综述的内容有一个大致的了解。

（2）主体。主体部分是全文的主要部分,通常根据阐述内容的多少,将主体部分划分为几个小主题,有二类及以下标题,但均围绕题目展开,即这些内容从各个方向讨论了本综述所提出的问题。综述主体部分一般是以综合概括的论点开头引路,然后以诸家的资料、实验结果为论据展开层次论证。可按时间顺序进行综述,也可按问题的不同方面进行综述。不管用哪种形式,都要将所搜集到的文献进行资料归纳、整理及分析比较,阐明有关主题的历史背景、现状和发展方向,以及对这些问题的评述。

（3）总结。常见的方式有首先概括本综述的主要结果,然后陈述尚待解决的问题,最后展望未来的发展前景。

（4）参考文献。综述中引述的资料和主要的论点都应注明出处,格式一般按不同期刊的"投稿须知"要求撰写。引文献尽量以近 5 年内公开发表的学术论文为主,一般不应少于 20 篇引文。

3. 文献综述撰写的注意事项

（1）选题新颖。保证内容的创新型,需要阅读较多的文献。

（2）综述的客观性。应将一个问题的各个方面都尽可能地呈现出来,不能主观地选择某一片面的结果呈现。

（3）综述的真实性。综述的论据及观点要忠于原著,切不可歪曲原著的意思。

（4）本研究方向综述要求。2000 字左右（不含文献）,引文不少于 20 篇,至少有 3 篇外文文献。

（黄月娥）

第五章　卫生毒理学

实验三十五　实验动物的一般操作技术

实验目的

（1）了解动物实验基本操作技术在毒理学基础实验应用中的意义。

（2）熟悉实验动物的称重、编号、标记方法。

（3）掌握实验动物的选择、动物抓取、染毒方法和生物材料的采集等技术。

实验内容与方法

1. 健康动物的选择

无论选择哪种种属品系的动物进行实验，均要求选择健康的实验动物。健康动物在检查时要求达到：外观体形丰满，被毛浓密有光泽、紧贴体表，眼睛明亮，行动迅速，反应灵活，食欲及营养状况良好。选择时重点检查以下项目：

（1）眼睛：明亮，瞳孔双侧等圆，无分泌物。

（2）耳：耳道无分泌物溢出，耳壳无脓疮。

（3）鼻：无喷嚏、浆性黏液分泌物。

（4）皮肤：无创伤、脓疮、疥癣、湿疹。

（5）颈部：要求颈项端正，如有歪斜提示可能存在内耳疾患，不应选作实验动物。

（6）消化道：无呕吐、腹泻，粪便成形，肛门附近被毛洁净。

（7）神经系统：无震颤、麻痹。若动物（大鼠、小鼠）出现圆圈动作或提尾倒置呈圆圈状摆动，应弃用该动物进行实验。

（8）四肢及尾：四肢、趾及尾无红肿及溃疡。

2. 实验动物的性别鉴定

动物性别不同对毒物的敏感性也不同，这可能与性激素、肝微粒体羟基化反应有关，也随受试物而异。因此，要根据实验要求选择性别，一般若实验对性别无特殊要求，宜选用雌雄动物各半。

（1）大鼠、小鼠。主要依肛门与生殖器孔间的距离加以区分。间距大者为雄性，小者为雌性。雌性生殖器与肛门之间有一无毛小沟，距离较近。雄性可见明显的阴囊，生殖器突起较雌性大，肛门和生殖器之间长毛，另外成年雄性卧位可见到睾丸,雌性在腹部可见乳头,如图 5.1 所示。

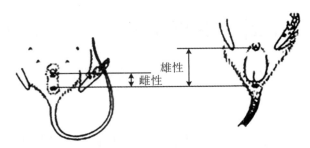

图 5.1　雌雄动物肛门与外生殖器间的距离

（2）豚鼠。用一只手抓住豚鼠颈部,另一只手扒开靠近生殖器孔的皮肤,雄性在圆孔中露出性器官的突起,雌性则显出三角形间隙,成年雌性豚鼠胸部有两个乳头。

（3）家兔。将家兔头轻轻夹在实验者左腋窝下,左手按住腰背部,右手拉开尾巴并将尾巴夹在中指和无名指中间,然后用拇指和食指稍稍把生殖器附近的皮肤扒开。雄兔即可见到一圆孔中露出圆锥形稍向下弯曲的阴茎（但幼年雄兔看不到明显的阴茎,只能看到圆孔中有凸起物,即为阴茎）;雌兔此处则为一条朝向尾巴的长缝,呈椭圆形的间隙,间隙越向下越窄,此即为阴道开口处。雌雄兔生殖器外形特征与差异具体如图 5.2 所示。

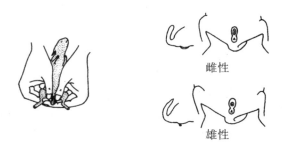

图 5.2　兔雌雄生殖器外形特征与差异

3. 实验动物的抓取方法

正确地抓取和固定动物是为了在不损害动物健康、不影响观察指标并防止被动物咬伤的前提下,确保实验顺利进行。

（1）小鼠的抓取方法。首先用右手从笼盒内抓取鼠尾提起,注意不可抓尾尖,放在鼠笼盖或实验台上向后拉,在其向前爬行时,迅速用左手拇指和食指抓住小鼠的两耳和颈部皮肤,将鼠体置于左手心中,把后肢拉直,以无名指按住鼠尾,小指按住后腿即可。具体的小鼠抓取方法如图 5.3 所示。

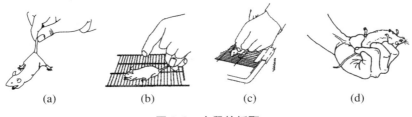

(a)　　　　(b)　　　　(c)　　　　(d)

图 5.3　小鼠的抓取

（2）大鼠的抓取方法。大鼠的抓取方法基本同小鼠,但大鼠比小鼠性情凶猛,不宜用袭击方法抓取。为避免咬伤,可带上帆布或棉纱手套。采用左手固定法,用拇指和食指捏住鼠耳,余下三指紧捏鼠背皮肤,置于左掌心中,这样右手可进行各种实验操作。具体的大鼠抓取方法如图 5.4 所示。

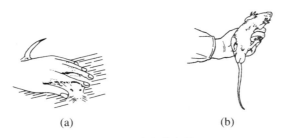

(a)　　　　　　(b)

图 5.4　大鼠的抓取

（3）豚鼠的抓取方法。豚鼠胆小易惊,在抓取时要稳、准、迅速。用手掌迅速扣住鼠背,抓住其肩胛上方,以拇指和食指环握颈部,另一只手托住臀部即可。具体的豚鼠抓取方法如图 5.5 所示。

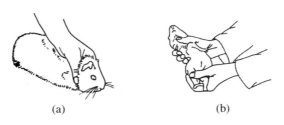

(a)　　　　　　(b)

图 5.5　豚鼠的抓取

（4）兔的抓取方法。用右手抓住兔颈部的毛皮提起,然后左手托住其臀部或腹部,让其体重的大部分重量集中在左手上。注意不要抓取双耳或抓提腹部,具体

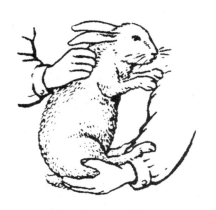

图 5.6　兔的抓取

的兔的抓取方法如图 5.6 所示。

4. 实验动物称重、编号与标记方法

（1）称重。大鼠、小鼠秤的感应量需在 0.1 g 以下。根据不同实验的要求，选择一定数量的大鼠、小鼠，体重要求在同一组内、同性别的动物体重差异应小于平均体重的 10%，不同组间、同性别动物体重均值差异应小于 5%。

（2）编号与标记。动物编号与标记方法有多种，大、小鼠常用方法如下：

① 染色法。染色法是用化学试剂在动物身体明显部位如皮毛、四肢等处进行涂染，或用不同颜色等来区别各组动物，是实验室最常用、最容易掌握的方法。常用的标记液有苦味酸酒精饱和溶液（黄色）。标记时，用标记笔取上述溶液，在动物体表不同部位涂上斑点，以示不同号码。一般把涂在右前肢上的记为 1 号，按顺时针方向，则右后肢为 2 号，左后肢为 3 号，左前肢为 4 号，头部为 5 号，6~10 号由以上 5 个基本数复合而成，比如 6 号是在头部和右前肢标记各一，7 号为在头部和右后肢体标记……以此类推。在动物的背部划一长条为 10 号。10 号以上均由上述复合方法进行编号。例如：16 号是在头部、右前肢、背部均涂上标记，具体的小鼠染色法标记号码如图 5.7 所示。

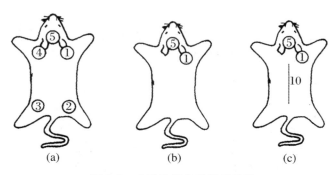

　　(a)　　　　　　　　　(b)　　　　　　　　　(c)

图 5.7　小动物染色法标记号码

② 剪耳法。在耳朵不同部位剪一小孔代表某个号码。常以右耳代表个位，左耳代表十位；或与染色法配合使用，右耳剪孔代表十位，具体的剪耳法标记号码如图 5.8 所示。

③ 烙印法。用刺数钳在动物耳上刺上号码，然后用棉签蘸着溶在酒精中的黑墨在刺号上加以涂抹，烙印前最好对烙印部位预先用酒精消毒。

④ 号牌法。用金属的牌号固定于实验动物的耳上,大动物可固定于颈上。

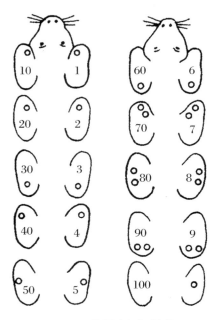

图 5.8　剪耳法标记号码

5. 实验动物的分组方法

为了得到客观的剂量-反应关系,应将一群动物按统计学方法随机分配到各个实验组中。可按随机数字表进行随机分组。但小动物的年龄和体重呈正相关,而年龄又与毒物代谢动力学密切相关,为了减少实验各组动物间的体重差异,在实际工作中常采用体重均衡法(简化分层随机法)进行分组,即将同一性别的动物按体重大小顺序排列,分组时按体重由小到大,依次随机分配到各组。一种性别的动物分完以后,再分配另一种性别的动物。各组雌雄性动物的数目应尽可能相等。

体重均衡法分配方法如下:首先,将动物按体重分组,以急性毒性实验时使用的小鼠为例,一般按照 18 g～,19 g～,20 g～,21 g～,22 g～,23 g～,24 g～分为 7 个组段,所有动物称重后放入相应的体重组中。然后将同一体重段的动物均匀分配至各试验组中,从最低体重组中随意取出一只动物放入实验组第一组,第二只动物放入第二组,以此类推,直到该组动物用完。再从下一体重组中随意取出动物,依次放入各实验组直至实验各组均得到一只动物。如此反复循环操作,至所有动物分完为止,结果会使体重相近的动物被均匀分配到各实验组中。

6. 实验动物被毛去除方法

方法有三种:剪毛、拔毛和脱毛。

（1）剪毛。固定动物后，用粗剪刀剪去所需部位的被毛。应注意以下几点：① 使剪刀贴紧皮肤剪，不可用手提起被毛，以免剪破皮肤；② 依次按顺序剪毛，不要乱剪；③ 剪下来的被毛集中放在一个容器内，勿遗留在手术野和操作台周围。

（2）拔毛。多用于兔耳缘静脉注射或取血，给大鼠、小鼠做尾静脉注射时，需用拇指、食指将局部被毛拔去，以利操作。

（3）脱毛。脱毛系指用化学药品脱去动物的被毛，适用于无菌手术野的准备以及观察动物局部皮肤血液循环和病理变化。常用硫化钡或按脱毛剂配方配制脱毛剂。

7. 实验动物染毒途径和方法

毒理学试验中染毒途径的选择，应尽可能地模拟人接触该受试物的方式。最常用的染毒途径为经口、经呼吸道、经皮及注射途径。不同途径的吸收速率由大到小一般为静脉注射、吸入、肌肉注射、腹腔注射、皮下注射、经口、皮内注射、其他途径（如经皮等）。毒理学中主要采用经口（胃肠道）染毒，常用的有灌胃、吞咽胶囊和喂饲等方式。

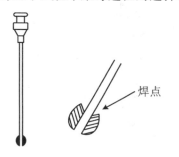

图 5.9　灌胃针
（规格：0.9 mm×50 mm、0.9 mm×70 mm）

（1）灌胃。将受试物配制成溶液或混悬液，以注射器（灌胃针）经导管注入胃内，灌胃针具体规格如图 5.9 所示。一般灌胃深度从口至剑突下，最好是利用等容量灌胃法，即受试物配制成不同浓度，实验动物单位体重的灌胃容量相同，大鼠、小鼠的具体灌胃方法如图 5.10、图 5.11 所示，

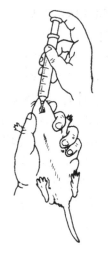

图 5.10　大鼠灌胃法

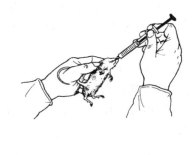

图 5.11　小鼠灌胃法

大鼠隔夜禁食，小鼠可禁食 4 h(因小鼠消化吸收和代谢速度较快)，均不停饮水。灌胃后 2～4 h 提供饲料。经口多次染毒，一般不禁食，但应每日定时染毒。灌胃法的优点是剂量准确，缺点是工作量大，并可能会伤及食道或误入气管。

(2) 吞咽胶囊。将一定剂量的受试物装入胶囊中，放至动物的舌后部，迫使动物咽下，此法剂量准确，适用于易挥发、易水解和有异味的受试物。

(3) 喂饲。将受试物掺入动物饲料或饮水中供实验动物自行摄入。饲料中掺入受试物不应超过 5%，以免造成饲料营养成分改变而影响实验动物的生长发育。喂饲法符合人类接触受试物的实际情况，但缺点多，如适口性差的受试物实验动物会拒食；易挥发或易水解的受试物不适用喂饲。而且实验动物应单笼喂饲，以食物消耗量计算其实际染毒剂量。

8. 实验动物生物材料采集和制备

(1) 动物常用采血方法。

① 大、小鼠鼠尾采血法。适用于需血量少的实验。首先将动物固定后，把鼠尾浸入 45～50 ℃温水中使尾静脉充血，擦干皮肤后，再用酒精棉球擦拭消毒，剪去尾尖(0.2～0.3 cm)，拭去第一滴血，用血色素吸管(根据需要事先在吸管内加入或不加抗凝剂)吸取一定量的尾血，然后用棉球压迫止血。也可以不剪尾，以 1 mL 注射器连上 7～8# 针头直接刺破尾静脉进行定量采血。

② 眼眶静脉丛(窦)采血法。操作者以左手拇指、食指紧紧握住大鼠或小鼠颈部，压迫颈部两侧使眶后静脉丛充血(注意用力要恰当，以防止动物窒息死亡)，右手持玻璃毛细管从一侧眼内眦部以 45°刺入，捻转前进。若无阻力继续刺入，有阻力就抽出玻璃毛细管调整方向后再刺入，直至出血为止，右手持容器收集血液后，拔出毛细管，用干棉球压迫止血，具体如图 5.12 所示。

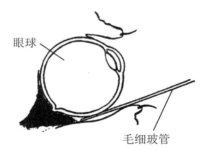

眼球

毛细玻管

图 5.12　小鼠眼眶静脉丛(窦)采血

③ 腹主动脉或股动(静)脉采血法。为一次性采血方法。大鼠、小鼠麻醉后，以仰卧位固定动物，剪开腹腔，剥离暴露腹主动脉或暴露股动(静)脉，用注射器刺入采血。

④ 断头采血法。该法可用于大鼠、小鼠。操作者左手握住动物，右手持剪刀，快速剪断头颈部，倒立动物将血液滴入容器，注意防止剪断的毛发掉入接血容器中。也可用大鼠断头器断头后，倒立动物收集血。

⑤ 家兔耳缘静脉采血法。将家兔在兔盒中固定，拔掉一侧耳缘部细毛，轻轻

以手指弹耳,使耳缘静脉充血,以酒精消毒。左手压迫耳根,右手持针刺破静脉收集血液,或直接用注射器进针于耳缘静脉采血。

⑥ 心脏采血法。将兔或大鼠、小鼠以仰卧位固定,家兔需在左侧胸第 4 肋部位剪毛,常规消毒。于第 3～4 肋间近胸骨左缘处,手触心搏最强部位进针,采血。采血完毕迅速拔针,用酒精棉球压迫止血。大鼠、小鼠则在手触心搏最明显处进针。

实验动物每次(日)采血量不可过多,最大安全采血量见表 5.1。

表 5.1　实验动物安全采血量

动物品种	最大安全采血量(mL)	最小致死采血量(mL)
小鼠	0.1	0.3
大鼠	1	2
豚鼠	5	10
家兔	10	40

(2)动物尿液的收集。

一般使用不同类型的代谢笼收集大动物与小动物的尿液。代谢笼主要由备有动物饮水和饲料的笼体、粪尿分离器和收集尿液容器组成。一般笼体为金属与铁丝制成,若实验要求防止金属污染时,则代谢笼应用玻璃或有机玻璃制作的。兔、狗等大动物也可用导尿法收集尿液。

为了使收集的实验动物尿液满足试验需要,可在收尿前给动物一定量的水,如大鼠可先行灌胃 1～5 mL 水或腹腔注射生理盐水。

9. 实验动物的处死方法

(1)颈椎脱臼法。左手按住鼠头,右手抓住鼠尾猛力向后拉,使动物颈椎被拉断脱节而即刻死亡。此法多用于处死小鼠。

(2)断头法。操作者用右手按住大鼠或小鼠头部,左手握住背部,露出颈部,助手用大剪刀或断头器剪断颈部使之死亡。

(3)击打法。右手抓住鼠尾,提起,用力摔打其头部,鼠痉挛后立刻死亡。也可用小木槌或器具猛力击打动物头部,使其立刻死亡,常用于处死家兔或大鼠。

(4)麻醉致死法。在密闭容器中预先放入麻醉剂(氯仿或乙醚),然后将动物放入,密封盖好,使动物吸入过量麻醉剂致死。

(5)麻醉后急性放血法。该法多用于处死大鼠。先腹腔注射,麻醉动物后,仰卧位固定动物,左手持镊子提起大腿内侧皮肤,右手用剪刀做一切口并向腹股沟方向剪开皮肤,皮肤切口长 3～4 cm。用镊子分离筋膜,于腹股沟中点大腿内侧深部,暴露股动脉和静脉,用剪子剪断股动脉即有大量血液流出,动物则迅速死亡。

（6）空气栓塞法。用注射器向动物静脉内迅速注入一定量的空气,使之形成气栓,栓塞血管,引起循环障碍致死。该法适用于大动物,如兔、狗、猴等。使用时注意需注入足够量的空气。

（7）化学药物致死法。此法适用于较大动物,如兔、狗等。方法是给动物静脉注射化学药物而致死。常用 10%KCI 或 10%甲醛溶液进行静脉注射。

（8）开放性气胸法。将动物开胸,造成开放性气胸,此时胸膜腔的压力与大气压力相等,肺脏因受大气压缩发生萎缩、纵隔摆动使动物窒息而死。

 实验报告撰写要求

（1）实验目的。

（2）实验原理。

（3）实验结果应用和评价。

（邹云飞）

实验三十六　四氯化碳经口急性毒性试验

 实验目的

(1) 了解动物分组方法。

(2) 熟悉急性毒性试验的实验设计原则。

(3) 掌握经口灌胃技术和学会中毒症状的观察。

 实验原理

选择健康的实验动物,根据体重按随机分组的方法,据半数致死剂量(LD_{50})计算的设计原则,将动物分成数个染毒组。一次或 24 h 内多次给予受试物后,了解动物所产生的急性毒性反应及其严重程度,以及中毒死亡的特征和可能的死亡原因,观察受试物毒性反应与剂量的关系,求出 LD_{50},并根据 LD_{50} 值将受试物进行急性毒性分级。

 实验仪器和试剂

1. 实验动物

健康成年昆明小鼠 60 只,体重为 22～24 g,雌雄各半。

2. 仪器

动物称(感应量 0.1/1000 g),灌胃针(小鼠用),1 mL 注射器,0.5 mL、1 mL、2 mL、5 mL、10 mL 刻度吸管,10 mL 容量瓶,10 mL、250 mL 烧杯,滴管,编号笔,小瓷盘,动物笼。

3. 试剂

受试物[四氯化碳(分析纯)],DMSO,苦味酸酒精饱和液。

实验内容与方法

（一）实验步骤

1．选择小鼠

实验应选择健康的小鼠。

2．性别辨认

实验前应辨别小鼠的性别。

3．称重、编号、分组

（1）称重。称量小鼠体重的秤其感应量需在 0.1 g 以下，并经过校正。称量时注意轻抓轻放，避免激惹小鼠，等小鼠安静后记录其体重读数，以 g 表示。

（2）编号。以染色法编号。

（3）分组。以体重均衡法分组。

4．剂量设计

本实验设 1 个对照组和 3 个剂量组，设计方案如下：取四氯化碳原液，以 DMSO 为溶剂，按照等容量倍比稀释法稀释至所需浓度。

5．受试物的配制

非吸入染毒实验，各剂量组按单位体重给予等容量药液的方法给药，故需先确定单位体重给药容量（小鼠灌胃通常用 0.1～0.2 mL/10 g），然后按实验设计的最大剂量组药液浓度，计算配制所需的毒物量，配成第 I 号药液，再按设计的组距，逐组稀释，配制出所需组数的药液。

6．灌胃操作

采用专用小鼠灌胃针，安装在 1 mL 的注射器上，吸取所需的四氯化碳溶液，左手抓住小鼠的双耳后颈部的皮肤，用无名指、小拇指和大鱼际肌将其尾根部压紧，将小鼠固定成垂直体位，腹部面向操作者。注意使动物的上消化道固定成一直线。右手持注射器，将针头由动物口腔侧插入，避开牙齿，沿咽后壁缓缓滑入食管。若遇阻力，可轻轻上下滑动探索，一旦感觉阻力消失，即可深入至胃部。如遇动物挣扎，应停止进针或将针拔出，千万不能强行插入，以免穿破食管，甚至误入气管，导致动物立即死亡。注意要点：① 一定要将小鼠固定好。② 头部和颈部保持平展。③ 进针方向正确。④ 一定要沿着口角进针，再顺着食管方向插入胃内。⑤ 决不可因进针不顺而硬插。

一般进针深度：小鼠为 2.5～4 cm，大鼠或豚鼠为 4～6 cm。为了验明是否已正确插入胃部，可轻轻回抽注射器，若无气泡抽出，表明已插入胃中；若有大量气泡,则提示误插入气管,应抽出重插。随后将受试物溶液注入,灌胃容量:小鼠通常为 0.2~1 mL,大鼠为 1~4 mL,豚鼠为 1~5 mL。

(二)结果与计算

1. 中毒症状

染毒后注意观察动物的毒性体征和死亡情况。高剂量组动物的死亡常很快发生,染毒后应即刻密切观察。观察和记录中毒体征及出现的时间、死亡数量和时间以及死亡前的特征,根据所观察的情况,分析中毒特点和毒物作用靶器官。按照实验结果,填写急性毒性实验记录表(表 5.2)。染毒时间为 2 h。

表 5.2 急性毒性实验原始记录

受试物名称:　　　　　　　　　动物种属品系:　　　　　　　性别:

动物来源及合格证号:　　　　　染毒途径:　　　　　　　　剂量组别:

室温:　　　　　　　　　　　　日期:

动物编号	体重(g)	灌胃量(mL)	体征及出现时间							
			震颤	抽搐	流涎	针尖样瞳孔	管状尾	侧卧	腹式呼吸	死亡
1										
2										
3										
4										
5										

实验操作者:　　　　　　　　实验记录者:

2. LD₅₀ 计算

采用改进寇氏法(见本实验附录)求出 LD_{50} 及 95%的可信限范围。

3. 结果评定

根据小鼠中毒体征、死亡时间、特征和 LD_{50},参照农药的急性毒性分级进行评定,判断该受试物的毒性大小及毒性特征,农药的急性毒性分级见表 5.3。

表 5.3 农药的急性毒性分级[经口 LD_{50}(mg/kg)]

毒性分级	剧毒	高毒	中等毒	低毒
mg/kg	<5	5~49.9	50~500	>500

实验注意事项

（1）注意自我保护。

（2）灌胃前,各组受试物溶液均应充分混匀。

（3）灌胃时,推进速度不能太快或太慢,以免动物将药液呕出或因挣扎而伤害上消化道黏膜。

（4）应选用针尖圆钝的灌胃针头进行灌胃。

（5）中毒死亡及脱臼处死的小鼠,应装进塑料袋（注意不要夹带任何杂物放进塑料袋）,集中放到专用的编织袋内置于冰柜冷冻贮存待销毁。

（6）按规定方法销毁剩余受试物。

 实验报告撰写要求

（1）实验目的。

（2）实验原理。

（3）实验结果应用和评价。

附录　$LD_{50}(LC_{50})$计算方法——改进寇氏法

改进寇氏法是利用对数与死亡率呈 S 型曲线而设计的方法,又称平均致死量法。该法计算简便,准确率高,是较为常用的方法。本法要求每个染毒剂量组动物数要相同,各剂量组组距呈等比级数,死亡率呈正态分布,最低剂量组死亡率 $<20\%$,最高剂量组死亡率 $>80\%$。

计算公式如下:

$$m = xk - i\left(\sum p - 0.5\right)$$

$$Sm = i\sqrt{\sum \frac{pq}{n}}$$

式中,m:$\lg LD_{50}$;i:相邻两剂量组之间的对数剂量差值;xk:最大剂量的对数值;q:存活率($q = 1 - p$);$\sum p$:各剂量组死亡率总和;n:每组动物数。

例如:小鼠经口给予某化学物质的剂量和死亡数资料见表5.4。

表 5.4 小鼠经口给予某化学物质染毒死亡情况

组别	剂 量		动物数 (n)	死亡数 （只）	死亡率 (p)	存活率 (q)	死亡率×存活率 $(p \cdot q)$
	mg/kg	对数					
1	15	1.1761	10	0	0	1	0
2	18	1.2561	10	2	0.2	0.8	0.16
3	21.7	1.3361	10	5	0.5	0.5	0.25
4	26.1	1.4160	10	7	0.7	0.3	0.21
5	31.3	1.4961	10	9	0.9	0.1	0.09
		$i = 0.08$			$\sum p = 2.3$		

按式计算得：

$$\lg LD_{50} = 1.4961 - 0.08(2.3 - 0.5)$$
$$= 1.3521$$

$$Sm = 0.08 \sqrt{\frac{0.16}{10} + \frac{0.25}{10} + \frac{0.21}{10} + \frac{0.09}{10}} = 0.0213$$

$\lg LD_{50}$ 及其 95% 可信限为 $1.3521 \pm 1.96 \times 0.0213 = 1.3521 \pm 0.0417$，所以 $\lg LD_{50}$ 及 95% 可信区间范围为 $20.44 \sim 24.76$ mg/kg。

（袁 慧 邹云飞）

实验三十七　苯经呼吸道急性毒性试验

实验目的

（1）了解呼吸道急性毒性试验原理。

（2）熟悉 LD_{50} 的实验步骤和方法。

（3）掌握静式呼吸道染毒技术。

实验原理

呼吸道吸入染毒可分为两种方式：一是动式吸入，二是静式吸入。其类型又可分为两种：一是将实验动物整体置于染毒柜中，二是只将实验动物的口鼻部位与染毒柜中含受试物的空气接触，身体其他部位置于染毒柜外，也称为面罩吸入染毒。

静式吸入染毒，系将实验动物置于一个一定体积的密闭容器内，加入一定量的易挥发液态受试化合物或一定体积的气态受试化合物，在容器内形成所需的受试化合物的空气环境。接触一定时间（一般为 2 h 或 4 h）后，观察动物的中毒反应，并根据动物的死亡情况和相应的受试物浓度，求出 LD_{50}。这种接触方式，染毒柜的体积与所放置的动物数量应相适应，否则会出现缺氧与二氧化碳潴留现象。一般要求在接触期内染毒柜的氧分压不能低于 19%，二氧化碳分压不能超过 1.7%。染毒柜容积、放置动物种类、数量及放置时间之间的关系见表5.5。

表 5.5　实验动物的最低需气量及不同染毒柜容积应放置的动物数（染毒 2 h）

动物种类	呼吸通气量（L/h）	最低需气量（L/h）	不同容积染毒柜放置动物数（只）				
			25 L	50 L	100 L	300 L	1000 L
小鼠	1.45	4.35	3～5	6～10	12～15	36～40	120～150
大鼠	10.18	30.5	0	1	1～2	5～6	16～18
豚鼠	10.18	30.5	0	1	1～2	5～6	16～18
猫	19.3	57.9	0	0	0	3～4	9～10

续表

动物种类	呼吸通气量 (L/h)	最低需气量 (L/h)	不同容积染毒柜放置动物数（只）				
			25 L	50 L	100 L	300 L	1000 L
家兔	42.25	126.8	0	0	0	1	4～5
猴	51.6	154.8	0	0	0	1	3～4
狗	312.6	97.8	0	0	0	0	1

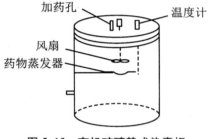

图 5.13　有机玻璃静式染毒柜

染毒柜由有机玻璃制成，现有容积 60 L 和 100 L 两种规格。柜顶盖部有三个附件，一个是加药孔，一个是用于混匀蒸气或气体的风扇，一个是插入温度计的孔。在柜壁上挂有一个小不锈钢碟为接受和蒸发液态受试物的药物蒸发器，有机玻璃静式染毒柜如图 5.13 所示。

 ## 实验仪器和试剂

1. 实验动物

健康成年昆明小鼠 60 只，体重为 22～24 g，雌雄各半。

2. 仪器

60 L、100 L 两种规格静式吸入染毒柜，动物称（电子天平，感应量 0.1/1000 g），0.2 mL、0.5 mL、1 mL、5 mL 刻度吸管，洗耳球，动物笼，编号笔。

3. 试剂

受试物：苯（分析纯）、$d = 0.878$ g/mL，苦味酸酒精饱和液。

 ## 实验内容与方法

（一）实验步骤

1. 小鼠称重、编号、分组

具体内容见实验三十五。

2. 剂量设计

设 6 个剂量组，具体方案见表 5.6。

表 5.6　6 个剂量组数据

组别	1	2	3	4	5	6
剂量(mg/L)	115	92	73.6	58.8	47.1	37.7

静式染毒多采用计算方法折算染毒柜内受试化合物的浓度,易挥发液体化合物浓度计算式为

$$C = \frac{a \cdot d}{L} \times 1000$$

式中,C:实验设计受试化合物的浓度(mg/L);a:应加入受试化合物的量(mL);d:受试化合物的比重(g/mL);L:染毒柜体积(L)。

3. 呼吸道吸入染毒

将已称重、编号的小鼠放入染毒柜内,加盖时注意蓝色小盖帽(为加药孔)对准挂在柜臂的小不锈钢碟(药物蒸发器)并扣紧,根据设计的剂量浓度及染毒柜体积,计算出应加入苯溶液的量。用刻度吸管吸取苯溶液并经加药孔加到不锈钢碟上,接通电源风扇开启,计时。观察、记录动物中毒体征和死亡情况,按表 5.5 填写。染毒时间为 2 h。

(二)结果与计算

1. LD$_{50}$计算

参照实验三十六,LD$_{50}$计算方法进行计算。

2. 结果评定

依据小鼠中毒体征、死亡时间、LD$_{50}$,参考化学物质相应的急性毒性分级标准,判断该受试物的毒性大小及其毒性特征,化学物质急性分级见表 5.7。

表 5.7　化学物质急性毒性分级(小鼠一次吸入 LD50 2 h)

毒性分级	剧毒	高毒	中等毒	低毒
g/mL	<0.5	0.5~4.9	5.0~49.9	>50

 实验注意事项

(1)注意染毒柜应密闭,保持柜内受试物浓度,防止污染周围环境和影响操作者。

(2)染毒结束,应在启动的通风柜内开启染毒柜,待 20 min 后取出小鼠,活的脱臼处死。

（3）中毒死亡及脱臼处死的小鼠，装进塑料袋妥善处置。

 实验报告撰写要求

（1）实验目的。

（2）实验原理。

（3）实验结果应用和评价。

（邹云飞　鲍凌志）

实验三十八　钙沉淀法制备大鼠肝微粒体

 实验目的

（1）了解钙沉淀法制备大鼠肝微粒体的意义。

（2）熟悉肝微粒体制备原理。

（3）掌握钙沉淀法制备大鼠肝微粒体的方法。

 实验原理

大鼠肝微粒体在匀浆过程中被广泛破碎，细胞内质网膜的碎片卷曲成闭合囊泡即微粒体。细胞匀浆经离心后，加入钙离子有助于肝微粒体的形成和沉淀，离心后可获得微粒体组分。

 实验仪器和试剂

1. 实验动物

大鼠，体重为 200～250 g，处死前禁食 24 h。

2. 仪器

匀浆机，大剪刀（断头），手术剪，眼科剪 3 个，眼科镊 3 个，头皮针，20 mL 注射器，500 mL 烧杯 4 个，冰盒，冰板，5 mL、10 mL 匀浆管，离心管，冻存管 N 个，培养皿 N 个。

3. 试剂

（1）0.9%氯化钠溶液。

（2）蔗糖-Tris-盐酸缓冲液（pH = 7.4）。

（3）氯化钾-Tris-盐酸缓冲液（pH = 7.4）。

（4）88 mmol/L 氯化钙溶液。

（5）磷酸缓冲盐溶液（pH = 7.4）：在 800 mL 蒸馏水中溶解氯化钠 8 g、氯化钾 0.2 g、Na_2HPO_4 1.44 g、KH_2PO_4 0.24 g，用盐酸调节使 pH = 7.4，加蒸馏水定容至 1000 mL。

实验内容与方法

1. 获取肝脏

大鼠禁食不禁水 24 h 后,将大鼠断头处死并置于冰板上,打开腹腔,自门静脉注入预冷的生理盐水 20～50 mL,冲洗肝脏呈土黄色,快速摘除肝脏,再用生理盐水将肝脏外周血水冲洗干净,称重、记录。

2. 组织匀浆

在冰板上将肝组织剪为 2～3 g 的小块,称重并记录,将每小块肝组织在培养皿中(置冰板上)剪碎,转入匀浆管中并加入一定体积的(3 mL/g 肝组织)预冷的蔗糖-Tris-盐酸缓冲液,置冰水浴中用电动玻璃匀浆机制成肝匀浆(1000 rpm),将匀浆倒入量筒,用缓冲液洗涤管并倒入量筒,最后按每克肝组织定容至 5 mL。

3. 差速离心

将肝匀浆转移至离心管,配平后于 4 ℃ 1000 g 离心 10 min 取出,可见匀浆液基本分为三层:最上层白色漂浮物可能为脂肪组织、最下层沉淀为组织匀浆中未破碎的细胞、细胞核与线粒体,中间上清层为后续离心所需。取上清液计算体积,按 10∶1 比例加入预冷氯化钙溶液(使其终浓度为 8 mmol/L),冰浴 5 min,摇匀,25000 rpm 离心 15 min,弃上清,即得微粒体沉淀。

4. 重悬沉淀

将沉淀物悬浮于氯化钾-Tris-盐酸缓冲液,反复在冰水浴中吹打均匀,再以 25000 rpm 离心 15 min 以去除血红蛋白。将沉淀按 1 g 加 1 mL 磷酸缓冲盐溶液混匀后,冻存管分装置于 -80 ℃ 冰箱内保存待用。

 实验报告撰写要求

(1) 实验目的。
(2) 实验原理。
(3) 实验结果应用和评价。

(邹云飞　石　玮)

实验三十九　小鼠 T 形迷宫实验

 实验目的

（1）了解毒物对动物记忆力的影响。

（2）熟悉小鼠 T 形迷宫实验的原理。

（3）通过实验掌握小鼠 T 形迷宫实验的方法。

 实验原理

在 T 形迷宫中分安全区和电击区。给小鼠电击刺激，迫使它逃避并获得迅速找到安全区的记忆力。

 实验仪器和试剂

1．实验动物

小白鼠。

2．仪器

T 形迷宫，静式染毒柜，通风柜。

3．试剂

二硫化碳。

 实验内容与方法

1．内容与方法

（1）实验时将小鼠放在起步点，适应环境 1 min，手调电压手柄。根据小鼠的反应调节电压，以能引起小鼠奔跑逃避为度。小白鼠调压刺激强度在 20～50 V，太高容易把小鼠击昏或致其死亡。

（2）若小鼠在奔逃中偶然窜到无电击的安全区，让小鼠在此停留 10 s，以巩固记忆。

（3）将小鼠从安全区取出，放在起步点休息 1 min，再给以同样的电击刺激，如此反复训练，直至小鼠在连续 10 次电击中有 9 次直接进入安全区为"正确"，即为训练成功。

（4）次日给训练成功的小鼠染毒，二硫化碳吸入染毒 2 h，染毒浓度为 20 g/m³。

（5）染毒后 30 min 再进行电击刺激，直至小鼠在连续 10 次电击测验中正确 9 次。计算记忆力保存率，观察毒物对记忆力的影响。

2. 结果与计算

计算公式为

$$记忆力保存率 = \frac{B - A}{B} \times 100\%$$

式中，A：染毒前在连续 10 次电击中有 9 次正确的总次数减去 10（即获得记忆所需电击的总次数 - 10）；B：染毒后在连续 10 次电击中有 9 次正确的总次数 - 10。

 实验注意事项

（1）实验用的小鼠需经过挑选，一般用成年小鼠，体重在 20～26 g，并测量两前肢间皮肤电阻，要求在 150～300 kΩ 最为合适。

（2）电刺激以快速断续刺激为宜，不要持续通电。

（3）每次电击后，不得将小鼠从安全区赶回起步点，必须从安全区取出，直接放在起步点。

 实验报告撰写要求

（1）实验目的。

（2）实验原理。

（3）实验结果应用和评价。

（袁　慧）

实验四十　神经行为功能评价方法

 实验目的

（1）熟悉和了解 FIOH 测试及 WHO-NCTB 测试组合。

（2）掌握视觉感知能力、肢体反应能力、认知和记忆能力、情感心理活动能力测试方法。

 实验内容与方法

1．FIOH 测试组合

（1）Benton 视觉保留试验。

（2）Bouedon-Wiersma 试验。

（3）对称画试验。

（4）Mira 试验。

（5）手提转速度试验。

（6）反应时间试验。

（7）韦克斯勒记忆量表。

（8）韦克斯勒成人智力量表。

2．神经行为核心测试组合（WHO-NCTB）

（1）情绪状态（POMS）试验。

（2）手提转速度试验。

（3）目标瞄准追击试验。

（4）简单反应时间试验。

（5）数字译码试验。

（6）视觉保留试验。

（7）数字广度试验。

3．神经行为评价系统（NES）方法

（1）心理活动方面。数字译码试验;眼-手协调试验;简单反应时间试验;连续操作试验;指扣试验。

（2）感知能力方面。图片比较试验。

（3）记忆及学习能力方面。数字广度试验；联想学习试验；联想回忆试验；视觉保留试验；图像记忆试验；记忆扫描试验；系列数字学习试验。

（4）认知能力方面。词汇测试；横向加法试验；注意力调转试验。

（5）情感方面。情绪状态试验。

（石　玮　朱　玉）

第六章　卫生化学

实验四十一　基础实验碘水的萃取

 实验目的

(1) 了解萃取分离的原理。

(2) 熟悉基本仪器的操作。

(3) 掌握基础实验碘水的萃取方法。

 实验原理

液-液萃取是指两个完全不互溶或部分互溶的液相接触后,一个液相中的溶质经过物理作用或化学作用,作用于另一个液相,或在两相中重新分配的过程。

 实验仪器和试剂

1. 仪器

分液漏斗。

2. 试剂

碘,碘化钾,四氯化碳。

 实验内容与方法

(1) 组装铁架台。

(2) 配制碘水溶液,称取一粒碘加入到 100 mL 0.1 mol/L 碘化钾溶液中,稍加热。

(3) 先将 80 mL 碘水溶液倒入分液漏斗中,然后注入 80 mL 四氯化碳。

(4) 振荡后静置,当液体分成清晰的两层后,打开旋塞,将下层液体放出,然后关闭旋塞,将上层液体从上口倒出。

(5) 整理实验台。

实验报告撰写要求

(1) 实验目的。

(2) 实验原理。

(3) 实验结果应用和评价。

（钱彬彬）

实验四十二　邻二氮菲分光光度法测定水中微量铁、荧光分光光度法测定食物中硒的含量

一、邻二氮菲分光光度法测定水中微量铁

实验目的

（1）了解分光光度法的基本原理。

（2）熟悉吸收曲线及标准曲线的绘制。

（3）掌握用邻二氮菲分光光度法测定微量铁的方法原理及比色皿的正确使用。

实验原理

据朗伯-比耳（Lambert-Beer）定律：$A = \varepsilon bc$，当入射光波长 λ 及光程 b 一定时，在一定浓度范围内，有色物质的吸光度 A 与该物质的浓度 c 成正比。只要绘出以吸光度 A 为纵坐标，浓度 c 为横坐标的标准曲线，测出试液的吸光度，就可以由标准曲线查出对应的浓度值，即未知样的含量。同时，还可应用相关的回归分析软件，将数据输入计算机，得到相应的分析结果。

用分光光度法测定试样中的微量铁，可选用显色剂邻二氮菲（又称邻菲罗啉），邻二氮菲分光光度法是化工产品中测定微量铁的通用方法，在 pH 为 2～9 的溶液中，邻二氮菲和二价铁离子结合生成红色配合物。

$$3 \text{（邻二氮菲）} + Fe^{2+} \longrightarrow \left[\text{（邻二氮菲-Fe 配合物）} \right]^{2+}$$

此配合物的 $\lg K_稳 = 21.3$,摩尔吸光系数 $\varepsilon_{510} = 1.1 \times 10^4$ L/(mol·cm),而 Fe^{3+} 能与邻二氮菲生成 3∶1 的配合物,呈淡蓝色,$\lg K_稳 = 14.1$。所以在加入显色剂之前,应用盐酸羟胺($NH_2OH \cdot HCl$)将 Fe^{3+} 还原为 Fe^{2+},其反应式为

$$2Fe^{3+} + 2NH_2OH \cdot HCl \longrightarrow 2Fe^{2+} + N_2 + H_2O + 4H^+ + 2Cl^-$$

测定时酸度高,反应进行较慢;酸度太低,则离子易水解。本实验采用 HAc-NaAc 缓冲溶液控制溶液 pH≈5.0,使显色反应进行完全。为判断待测溶液中铁元素含量,需首先绘制标准曲线,根据标准曲线中不同浓度铁离子引起的吸光度的变化,对应实测样品引起的吸光度,计算出样品中铁离子浓度。本方法的选择性很高,相当于含铁量 40 倍的 Sn^{2+}、Al^{3+}、Ca^{2+}、Mg^{2+}、Zn^{2+}、SiO_3^{2-};20 倍的 Cr^{3+}、Mn^{2+}、VO_3^-、PO_4^{3-};5 倍的 Co^{2+}、Ni^{2+}、Cu^{2+-} 等离子不干扰测定。但 Bi^{3+}、Cd^{2+}、Hg^{2+}、Zn^{2+}、Ag^+ 等离子与邻二氮菲作用易生成沉淀干扰测定。

 实验仪器和试剂

1. 仪器

722 型分光光度计,酸度计,50 mL、100 mL、500 mL、1000 mL 容量瓶,2 mL、5 mL、10 mL 吸量管,比色皿,洗耳球。

2. 试剂

硫酸铁铵(分析纯),盐酸,盐酸羟胺(分析纯),醋酸钠(分析纯),醋酸(分析纯),邻二氮菲(分析纯)。

分光光度计(722 型)的使用方法(供参考):分光光度计是根据物质对光的选择性吸收来测量微量物质浓度的。722 型分光光度计是有数字显示的单光束、可见分光光度计。它具有灵敏度强、准确度高、操作简便、快速等优点,允许测量的波长范围为 330~800 nm,吸光度的显示范围为 0~1.999,是在可见光区进行吸光光度分析的常用仪器。

(1) 测量原理。当一束单色光通过有色溶液时,一部分光线通过,一部分被吸收,一部分被器皿的表面反射。设 I_0 为入射光的强度,I 为透过光的强度,则 I/I_0 称为透光度,用 T 表示。透光度越大,光被吸收越少。把 $\lg I_0/I$ 定义为吸光度,用 A 表示。吸光度越大,溶液对光的吸收越多。吸光度 A 与待测溶液的浓度 c (mol/L)和液层的厚度 b(cm)成正比,即 $A = \varepsilon bc$。这是光的吸收定律,亦称朗伯-比耳定律。式中 ε 为比例常数,叫摩尔吸收系数,它与入射光的波长、溶液的性质、温度等因素有关。当入射光波长一定,溶液的温度和比色皿(溶液的厚度)均一定时,则吸光度 A 只与溶液浓度 c 成正比。将单色光通过待测溶液,并使通过光射在光电管上变为电信号,在数字显示器上可直接读出吸光度 A 或浓度 c。

（2）仪器构造。722 型分光光度计由光源室、单色器、试样室、光电管暗盒、电子系统及数字显示器等部件组成。

（3）使用方法。① 取下防尘罩,将灵敏度调节旋钮 13 置于"1"挡(信号放大倍率最小)。② 接通电源,按下仪器上的电源开关 7,指示灯即亮。将选择开关 3 置于"T"挡(即透光度)。调节波长手轮 8 使波长刻度盘 9 中标线对准的波长为所需波长,仪器预热 20 min。③ 打开试样室盖(光门自动关闭),调节 0%T 旋钮 12,使显示"00.0"。④ 把盛参比溶液的比色皿放入试样架的第一格内,盛试样的比色皿放入第二、三、四格内,然后盖上试样室盖(光门打开,光电管受光)。推动试样架拉手 10 把参比溶液推入光路,调节 100%T 旋钮 11,使之显示为"100.0",若显示不到"100.0",应增大灵敏度挡,但尽可能使倍率置低挡使用,这样仪器将有更高的稳定性。改变灵敏度后,应按步骤③重新调"0"后再调节 100% T 旋钮,直至显示为"100.0"。⑤ 重复步骤③和④操作,显示稳定后即可进行测定工作。⑥ 吸光度 A 的测量:稳定地显示"100.0"透光度后,将选择开关置于"A"挡(即吸光度),此时吸光度显示应为"00.0",若不是,则调节吸光度调零旋钮 2,使显示为"00.0",然后将试样推入光路,这时的显示值即为试样的吸光度。⑦ 浓度 c 的测量:选择开关由"A"旋置"C",将已标定浓度的样品放入光路,调节浓度旋钮 5,使得数字显示为标定值,将被测样品放入光路,即可读出被测样品的浓度值。⑧ 测定完毕,关闭仪器电源开关(短时间不用,不必关闭电源,可打开试样室盖,停止照射光电管),将比色皿取出,洗干净,擦干,放回原处。拔下电源插头,待仪器冷却 10 min 后方可盖上防尘罩。

 实验内容与方法

（一）实验步骤

1. 标准溶液配制

（1）100 μg/mL 铁标准溶液配制。准确称取 0.8634 g 铁盐 $NH_4Fe(SO_4)_2 \cdot 12H_2O$(分析纯),置于烧杯中,加入 20 mL 6 mol/L HCl 溶液和少量水,溶解后,定量转移至 1000 mL 容量瓶中,加水稀释至刻度,充分摇匀,得 100 μg/mL 贮备液。

（2）10 μg/mL 铁标准溶液配制。用移液管吸取上述 100 μg/mL 铁标准溶液 10 mL,置于 100 mL 容量瓶中,加入 2 mL 6 mol/L HCl 溶液,用水稀释至刻度,充分摇匀。

（3）盐酸羟胺溶液(10%)。新鲜配制。

（4）邻二氮菲溶液(0.15%)。新鲜配制。

（5）HAc-NaAc 缓冲溶液（pH≈5.0）。称取 136 g 醋酸钠，加水使之溶解，在其中加入 120 mL 冰醋酸，加水稀释至 500 mL。

（6）HCl 溶液（1+1）。

2. 邻二氮菲-Fe^{2+} 吸收曲线的绘制

用吸量管吸取铁标准溶液 10 μg/mL 6 mL，放入 50 mL 容量瓶中，加入 1 mL 10%盐酸羟胺溶液，2 mL 0.15%邻二氮菲溶液和 5 mL HAc-NaAc 缓冲溶液，加水稀释至刻度，充分摇匀。放置 10 min，选用 1 cm 比色皿，以试剂空白（即在 0 mL 铁标准溶液中加入相同试剂）为参比溶液，选择 440～560 nm 波长，每隔 10 nm 测一次吸光度，于 500～520 nm 之间，每隔 5 nm 测定一次吸光度。以所得吸光度 A 为纵坐标，以相应波长 λ 为横坐标，在坐标纸上绘制 A 与 λ 的吸收曲线。从吸收曲线上选择测定 Fe 的适宜波长，一般选用最大吸收波长 λ_{max} 为测定波长。

3. 标准曲线（工作曲线）的绘制

用吸量管分别移取铁标准溶液 10 μg/mL 0 mL、1 mL、2 mL、4 mL、6 mL、8 mL，10 mL 分别放入 7 个 50 mL 容量瓶中，分别依次加入 1 mL 10%盐酸羟胺溶液，稍摇动；加入 2 mL 0.15%邻二氮菲溶液及 5 mL HAc-NaAc 缓冲溶液，加水稀释至刻度，充分摇匀。放置 10 min，用 1 cm 比色皿，以试剂空白（即在 0 mL 铁标准溶液中加入相同试剂）为参比溶液，选择 λ_{max} 为测定波长，测量各溶液的吸光度。在坐标纸上（亦可利用计算机软件绘图）以含铁量为横坐标，吸光度 A 为纵坐标，绘制标准曲线。

4. 试样中铁含量的测定

从实验教师处领取含铁未知液一份，放入 50 mL 容量瓶中，按以上方法显色，并测其吸光度。此步操作应与系列标准溶液显色、测定同时进行。依据试液的 A 值，从标准曲线上即可查得其浓度，最后计算出原试液中含铁量（以 μg/mL 表示），并选择相应的回归分析软件，将所得的各次测定结果输入计算机，得出相应的分析结果。

（二）结果与计算

1. 邻二氮菲-Fe^{2+} 吸收曲线的绘制

（1）数据记录。不同波长的吸光度见表 6.1。

（2）作吸收曲线图，确定最大吸收波长 $\lambda_{max}=$ _____ nm。

表 6.1 不同波长的吸光度

波长(λ/nm)	440	450	460	470	480	490	500	505	508	509	510	511	512
吸光度(A)													
波长(λ/nm)	513	514	515	520	530	540	550	560					
吸光度(A)													

2. 标准曲线的制作和铁含量的测定

(1) 数据记录(0 号为参比溶液)。10 μg/mL 铁标准溶液不同剂量的吸光度见表 6.2。

表 6.2 不同剂量的吸光度

数值量(单位)	序 号							
	1	2	3	4	5	6	7	8
10 μg/mL Fe^{2+} (mL)	1	2	4	6	8	10	未知	未知
吸光度(A)								

(2) 作标准曲线图。

(3) 从标准曲线上查得或求出曲线方程为＿＿＿＿＿＿＿＿＿＿＿＿＿＿＿＿＿＿。

(4) 计算未知溶液中 $C_{Fe^{2+}}$ = ＿＿＿＿＿μg/mL。

 实验注意事项

分光光度计(722 型)使用注意事项:

(1) 测定过程中,不要将参比溶液拿出试样室,应将其随时推入光路以检查吸光度零点是否变化。若不为"00.0",则不要先调节旋钮 2,而应将选择开关 3 置于"T"挡,将 100%旋钮调至"100.0",再将选择开关置于"A",这时若不为"00.0",才可调节旋钮 2。

(2) 为了避免光电管长时间受光照射引起疲劳现象,应尽可能地减少光电管受光照射的时间,不测定时应打开暗室盖,特别要避免光电管受强光照射。

(3) 使用前若发现仪器上所附硅胶管已变红应及时更换硅胶。

(4) 比色皿盛取溶液时只需装至比色皿的 3/4 即可,不要过满,避免在测定的拉动过程中溅出,使仪器受湿、被腐蚀。

(5) 若大幅度调整波长,应稍等一段时间再测定,让光电管有一定的适应时间。

（6）每台仪器所配套的比色皿，不能与其他仪器上的比色皿单个调换。

（7）应细心操作仪器上各旋钮，不要用劲拧动，以免损坏机件。若发现仪器工作异常，应及时报告指导教师，不得自行处理。

二、荧光分光光度法测定食物中硒的含量

 实验目的

（1）了解基本仪器的操作。

（2）熟悉吸收曲线及标准曲线的绘制。

（3）掌握荧光分光光度法的基本原理及样品的消化及萃取方法。

 实验原理

样品经混合酸消化后，硒化合物被氧化为四价无机硒（Se^{4+}），与2,3-二氨基萘（2,3-diaminonaphthalene，DAN）反应生成4,5-苯并苯硒脑（4,5-benzo piaselenol），其荧光强度与硒的浓度在一定条件下成正比。用环己烷萃取后于激发光波长376 nm、发射光波长520 nm处测定荧光强度，与绘制的标准曲线比较定量。本方法检出限为3 ng。

 实验仪器和试剂

1. 仪器

50 mL 具塞三角烧瓶，10 mL 比色管，600～1200 W 电热板，恒温水浴锅，小型样品粉碎机，分液漏斗50 mL，960荧光分光光度计（所用玻璃仪器以1＋1硝酸浸泡4 h以上，并用自来水和去离子水冲净）。

2. 试剂

（1）硒标准溶液。① 硒标准储备液（100 μg/mL）：精确称取100 mg元素硒（光谱纯），溶于少量硝酸中，加2 mL过氯酸，置沸水中加热3～4 h，冷却后加入8.4 mL盐酸，再置沸水中煮2 min。准确稀释至1000 mL，其盐酸浓度为0.1 mol/L。此储备液浓度为100 μg/mL。② 硒标准使用液（0.05 μg/mL）：将硒标准储备液用0.1 mol/L盐酸稀释，使含硒为0.05 μg/ mL，于冰箱中保存。

（2）去硒硫酸（5＋95）。取5 mL去硒硫酸，加于95 mL水中。

（3）去硒硫酸。取200 mL硫酸，加于200 mL水中，再加30 mL氢溴酸，混匀，

置沙浴上加热蒸去硒与水至出现浓白烟,此时体积应为 200 mL。

(4) 0.1% 2,3-二氨基萘(纯度为 95%～98%)需在暗室配制。称取 200 mg DAN 于一带盖三角瓶中,加入 200 mL 0.1 mol/L 盐酸,振摇约 15 min,使其全部溶解。约加 40 mL 环己烷,继续振摇 5 min,将此液转入分液漏斗中,待溶液分层后,弃去环己烷层,收集 DAN 层溶液。如此用环己烷纯化 DAN 直至环己烷中的荧光数值降至最低时为止(纯化次数视 DAN 纯度不同而定,一般需纯化 3～4 次)。将提纯后的 DAN 溶液储于棕色瓶中,约加 1 cm 厚的环己烷覆盖溶液表面。置冰箱中保存,必要时再纯化一次。

(5) 10%盐酸羟胺。称取 10 g 盐酸羟胺溶于水中,稀释至 100 mL。

(6) 0.2 mol/L EDTA。称 37 g EDTA 二钠盐,加水并加热溶解,冷却后稀释至 500 mL。

(7) 0.02%甲酚红指示剂。称取 50 mg 甲酚红溶于水中,加 1＋1 氨水 1 滴,待甲酚红完全溶解后加水稀释至 250 mL。

(8) 氨水(1＋1)。

(9) 混合酸。硫酸＋过氯酸(2＋1)。

(10) 盐酸溶液(1＋9)。取 10 mL 盐酸,加 90 mL 水。

(11) 盐酸溶液(1＋9)。

(12) 环己烷(分析纯),硝酸,高氯酸,盐酸,氢溴酸均为优级纯。实验用水为去离子水。

 实验内容与方法

1. 样品处理及消化

(1) 粮食。样品用水洗 3 次,于 60 ℃烘干,用不锈钢磨磨成粉,储于塑料瓶内,放一小包樟脑精,盖紧盖子保存备用。

(2) 蔬菜及其他植物性食物,取可食部用水冲洗 3 次后用纱布吸去水滴,用不锈钢刀切碎,取混合均匀的样品于 60 ℃烘干,称重,粉碎,备用。

(3) 称取 0.5～2 g 样品(含硒量 0.01～0.5 μg)于磨口三角瓶内,加 10 mL 去硒硫酸(5＋95),样品湿润后,再加 20 mL 混合酸液放置过夜。次日于沙浴上逐渐加热,当激烈反应发生后(溶液变无色),继续加热至产生白烟,溶液逐渐变成淡黄色即达终点。某些蔬菜样品消化后常出现浑浊,难以确定终点,所以要细心观察,还有一些含硒较高的蔬菜含有较多的 Se^{6+},需要在消化达到终点时冷却后加 10 mL 盐酸(1＋9),继续加热,使 Se^{6+} 还原成 Se^{4+},按上述方法确定终点。

2．测定

于样品消化液中加 20 mL EDTA 混合液，用氨水（1＋1）或盐酸调至淡橘红色（pH＝1.5～2.0）。以下步骤在暗室进行：加 3 mL DAN 试剂，混匀，置沸水中煮 5 min，取出立即冷却，加 3 mL 环己烷，振摇 4 min，将全部溶液移入分液漏斗，待分层后弃去水层，环己烷层转入带盖试管中，小心勿使环己烷中混入水滴，于激发光波长 376 nm、发射光波长 520 nm 处测定苯硒脑的荧光强度。

3．硒标准曲线绘制

准确吸取硒标准使用液 0 mL，0.2 mL，1 mL，2 mL 及 4 mL，加水至 5 mL，按样品测定步骤同时进行。硒含量在 0.5 μg 以下时荧光强度与硒含量呈线性关系，在常规测定样品时，每次需做试剂空白与样品含硒量相近的标准管（双份）即可。

4．结果与计算

根据样品管的相对荧光强度（$\Delta I_F = I_F - I_{P0}$），从工作曲线上查出对应的样品管中硒的质量，并按下式计算样品中硒含量：

$$\omega(\mu g/g) = \frac{m_x}{m}$$

式中，ω：样品中硒含量（μg/g）；m_x：样品管中硒的质量（μg）；m：试样的质量（g）。

结果的允许差：同一实验室平行测定或重复测定结果相对偏差绝对值≤10%。

 实验报告撰写要求

（1）实验目的。

（2）实验原理。

（3）实验结果应用和评价。

（钱彬彬）

实验四十三　火焰原子吸收分光光度法测定人发中锌含量

实验目的

（1）了解头发样品的预处理方法。

（2）熟悉原子吸收分光光度计的基本结构和使用方法。

（3）掌握火焰原子吸收分光光度法测定人发中锌含量的基本原理和操作技术。

实验原理

原子吸收分光光度法是基于锐线光源辐射出待测元素的特征谱线，通过样品的原子蒸气时，蒸气中待测元素的基态原子吸收该谱线，其吸光度与基态原子浓度成正比，而基态原子浓度又与样品溶液浓度成正比，故吸光度 A 与溶液浓度 C 成正比，符合朗伯-比尔定律。即 $A = kLC$，当基态原子蒸气的厚度 L 一定时，与 k 合并，得 $C = KA$，此式为原子吸收分光光度法的定量依据。锌是人体所必需的重要微量元素之一。火焰原子吸收分光光度法是测定人发中微量锌的较好方法之一。经预处理成溶液的头发样品，在空气-乙炔火焰中，锌能够较好地转变成基态的原子蒸气，在波长 213.9 nm 下测定其吸光度，与标准溶液相比，即可求出样品中锌的含量。

实验仪器和试剂

1. 仪器

原子吸收分光光度计，锌空心阴极灯，空气压缩机，乙炔钢瓶，电热烘箱，马弗炉，5 mL 刻度吸管，10 mL 移液管，25 mL 容量瓶，50 mL 烧杯，油浴装置。

2. 试剂

锌标准贮备液，金属锌，浓硝酸和高氯酸为优级纯或光谱纯，30% 过氧化氢水为去离子水或双蒸水。

实验内容与方法

1．发样的采集与处理

取受检者枕部靠近头皮 1～3 cm 的头发 0.2～0.5 g，放入 50 mL 烧杯中，加入约 1.5 mL 中性洗涤剂溶液浸洗 30 min，并不断搅拌，然后用双蒸水反复洗至无泡沫，滤干后置于烘箱中，105 ℃条件下干燥 30 min，取出后剪成 3～5 mm 备用。具体处理方法有以下两种：

（1）称取发样 0.2 g 放置坩埚中，于 540～560 ℃马弗炉中灰化 5 h，至样品全部变成白色或灰白色残渣。取出放冷，准确移取 10 mL 0.2%盐酸溶解残渣，待测。

（2）称取上述处理过的发样 0.2 g 于 100 mL 锥形瓶中，加入 4 mL 浓硝酸，盖上短颈漏斗，油浴低温加热消解，待完全溶解以后，然后逐滴加入高氯酸 1 mL，再置于油浴继续加热，温度控制在 140～160 ℃，待冒白烟，再加入 1 mL 30%过氧化氢，至溶液为 1 mL 左右（不可蒸干），取下冷却后，转移至 10 mL 试管中，用 0.1 mol/L 稀硝酸多次洗涤锥形瓶稀释至刻度摇匀。移取 1 mL 配制好的样品溶液于 10 mL 试管中，用 0.1 mol/L 稀硝酸稀释至刻度摇匀待测。

2．仪器参数设置

按仪器说明书调节仪器置如下操作状况，预热 20～30 min。测定波长213.9 nm，光谱通带 0.5 nm，灯电流 3 mA，乙炔流量 1.2 L/min，空气流量 6 L/min。

3．配制标准系列溶液

分别取锌标准应用液 0 mL，0.5 mL，1 mL，2 mL，3 mL，4 mL 于 25 mL 容量瓶中，用 2% 盐酸定容，摇匀。此系列锌浓度分别为 0 μg/mL，0.2 μg/mL，0.4 μg/mL，0.8 μg/mL，1.2 μg/mL，1.6 μg/mL。

4．样品测定

（1）标准曲线的绘制。在操作条件下，分别测定标准系列溶液的吸光度，以吸光度对浓度绘制标准曲线或求出直线回归方程。

（2）样品测定。在测定标准溶液的实验条件下，测定试剂空白溶液和试样溶液的吸光度，用标准曲线法定量。

按下式计算分析结果：

$$\omega(\mu g/g) = \frac{KCV}{m}$$

式中，ω：人发中锌含量（μg/g）；K：试样溶液稀释倍数；C：试样溶液中锌浓度（mg/mL）；V：试样溶液的体积（mL）；m：发样质量（g）。

实验注意事项

（1）点燃火焰前,必须先打开空气阀门,后打开乙炔气阀门;熄灭火焰时,必须先关闭乙炔气阀门,后关闭空气阀门。

（2）实验所用玻璃器皿要用硝酸(1+1)浸泡 24 h,然后用去离子水冲洗干净,除去玻璃表面吸附的金属离子。

（3）锌在环境中大量存在,极易造成污染,影响实验的准确性,必须同时做试剂空白实验,给予扣除误差。

（4）头发清洗时间不能过长,以免将发内的锌洗出,造成测定结果偏低。

 实验报告撰写要求

（1）实验目的。

（2）实验原理。

（3）实验结果应用和评价。

（钱彬彬　唐礼庆）

实验四十四　氟离子选择性电极法测定自来水中的氟含量、电导法测定水的纯度

一、氟离子选择性电极法测定自来水中的氟含量

 实验目的

（1）了解氟离子选择性电极法测定水样中氟含量的原理。

（2）熟悉仪器的基本操作。

（3）掌握以氟离子选择性电极为指示电极测定水样中氟含量的测定方法。

 实验原理

以氟离子选择性电极（指示电极）、饱和甘汞电极（参比电极）与被测溶液组成一个电化学电池。

$$（-）氟\ ISE\,|\,F^-\ 试液\ \|\ SCE（+）$$

测定前将总离子强度调节剂 TISAB 加入到被测溶液中以保证该溶液的离子强度基本不发生变化。一定条件下其电池的电动势 E 与氟离子活度 α_{F^-} 的对数值呈直线关系。测量时，若指示电极接正极，则 $E = K' + 0.0592\,\lg\alpha_{F^-}$（25 ℃）。当被测溶液的总离子强度不变化时，氟离子选择性电极的电极电位与溶液中氟离子浓度的对数呈线性关系，即 $E = K' + 0.0592\,\lg c_F$（25 ℃）。可用标准曲线法和标准加入法进行测定。

 实验仪器和试剂

1. 仪器

ZDJ-4A 型自动电位滴定仪，氟离子选择性电极，饱和甘汞电极，温度传感器，100 mL 容量瓶，10 mL、50 mL 移液管，2 mL、5 mL 吸量管，1000 mL 烧杯。

2. 试剂

（1）氟离子标准储备液（100 μg/mL）。将分析纯的氟化钠于 120 ℃ 烘干 2 h，

冷却后准确称取 0.221 g 于小烧杯中,用去离子水溶解后转移至 1000 mL 容量瓶中,定容摇匀。转移至聚乙烯塑料瓶中备用。

（2）氟离子标准使用液（10 μg/mL）。准确移取 10 mL 氟离子标准储备液定量转移至 100 mL 瓶中,用去离子水稀释至刻度,定容摇匀。

（3）NaOH 6 mol/L。

（4）总离子强度调节缓冲溶液（TISAB）。于 1000 mL 烧杯中加入 500 mL 去离子水,随之量取 60 mL 冰醋酸倒入其中,再将 NaCl 58 g 及二水柠檬酸钠 12 g 倒入后,搅拌至完全溶解,再缓缓加入 NaOH 6 mol/L 溶液调节 pH 为 5.5～6.5,冷却后,转移至 1000 mL 容量瓶中,用去离子水定容,摇匀备用。

 实验内容与方法

（一）实验方法

1. 标准曲线法

（1）标准曲线绘制。用分度移液管准确吸取氟离子标准使用液 0.2 mL,0.4 mL,0.6 mL,0.8 mL,1 mL 分别置于 5 只 5 mL 容量瓶中,再各加入 TISAB 1 mL,以去离子水定容后,摇匀。往 50 mL 塑料试杯中加入少许待测液清洗塑料试杯,清洗后再进行测定。在搅拌条件下依次测定各试液的电位 E 值。以电位 E 的绝对值为纵坐标,样品浓度的对数值 $\lg c_F$ 为横坐标绘制 $E \sim \lg c_F$ 标准曲线。

（2）样品测定。准确移取水样 25 mL 于 50 mL 容量瓶中,加入 TISAB 10 mL,以去离子水稀释至刻度,摇匀后倒入塑料烧杯中,再与标准系列测定相同的条件下测定水样的电位 E 值。可依据其测定结果从标准曲线上查得 $\lg c_F$,进而求出 c_F（以 μg/mL 表示）。

2. 标准加入法

在 100 mL 容量瓶中,加入 TISAB 10 mL 和 20 mL 水样,用去离子水定容,摇匀后倒入塑料烧杯中测定其电位值,记作 E_1,再向其中准确加入 1 mL 氟离子标准使用液,继续测定电位值,记作 E_2。按下式计算水样中的氟含量（以 μg/mL 表示）：

$$c = \Delta c (10^{\Delta E/S} - 1)^{-1}$$

式中,Δc：加入标准溶液后 F 浓度的增加量；ΔE：加入标准溶液后电位的增加量；S：电极的斜率,即 $-2.303RT/F$ 为 -0.0592（25 ℃）。

（二）结果与计算

1. 数据记录

不同浓度待测液电位见表 6.3。

表 6.3 不同浓度待测液电位

项目 序号	标准使用液 浓度 c	$\lg c_{F^-}$	电位 E/mV
1			
2			
3			
4			
5			

2. 数据处理

以测得的电位 E 的绝对值为纵坐标，样品浓度的对数值 $\lg c_{F^-}$ 为横坐标绘制 $E \sim \lg c_{F^-}$ 标准曲线。

3. 结果计算

依据所测得水样的 E 值，可从 $E \sim \lg c_{F^-}$ 标准曲线上求得水样的氟含量 c（$\mu g/mL$）。

 实验注意事项

（1）氟离子选择性电极仅对溶液中 F 有响应。若是在酸性溶液中，H^+ 与部分 F 结合形成 HF 或 HF^{-2}，从而使溶液中的 F 浓度降低，使测定结果偏低；而在碱性溶液中，氟离子选择性电极的敏感膜材料 LaF_3 会因与 OH 发生交换作用而使溶液中的 F 浓度增加，使测定结果偏高。因此，实验条件应控制在其 pH 范围内。

（2）氟离子选择性电极的干扰离子主要有 Fe^{3+}、Al^{3+}。其中 Al^{3+} 在 pH 为 5.5～6.5 时，会与 F 络合，通过加入柠檬酸钠予以消除。在允许浓度范围内其相对误差不超过 ±4% 时，在含有 TISAB 的 F 溶液中，Fe^{3+} 将不干扰测定。

（3）F 氟离子选择性电极在使用前，应先在纯水中浸泡数小时或过夜，连续使用的间隙可浸泡在纯水中。每次测定前应使用合格的去离子水清洗电极使其空白电位为 -340 mV 以上，达到要求即可使用。

（4）若经清洗后，仍难以达到空白电位时，则应考虑电极膜是否钝化，若是，可将电极膜做适当抛光处理。

二、电导法测定水的纯度

 实验目的

（1）了解电导率仪的结构。

（2）熟悉电导池常数的测定方法和电导率仪的使用方法。

（3）掌握电导法测定水纯度的基本原理和方法。

 实验原理

在电解质溶液中，正负离子在外加电场的作用下定向移动，并在电极上发生电化学反应而传递电子，所以具有导电的能力。导电能力的强弱可用电导 G（单位：西门子 S）或电导率 k（S/cm）表示。电导、电导率与电导池常数的关系式为

$$k = G\theta = G\frac{l}{A}$$

式中，A：电极面积（cm^2）；l：电极间的距离（cm）；θ：电导池常数（cm^{-1}）。对于一个给定的电极而言，A 和 l 都是固定不变的，故 θ 是个常数。

电导率 k 是溶液中电解质含量的量度，电解质含量高的水，电导率大。所以，用电导率可以判定水的纯度或测定溶液中电解质的浓度，也可以初步评价天然水受导电物质的污染程度。25 ℃时，纯水的理论电导率为 5.48×10^{-2} $\mu S/cm$，一般分析实验室使用的蒸馏水或去离子水的电导率要求小于 1 $\mu S/cm$。用电导率仪测定溶液的电导率，一般使用已知电导池常数的电导电极，读出电导值后再乘以电极的电导池常数，即得被测溶液电导率。

 实验仪器和试剂

1. 仪器

电导率仪，电导电极（铂光亮电极和铂黑电极），温度计，恒温槽，1000 mL 容量瓶，50 mL 烧杯。

2. 试剂

标准 KCl 溶液（0.01 mol/L）：准确称取于 120 ℃干燥 4 h 的 0.7456 g KCl（优级纯），加纯水（电导率小于 0.1 $\mu S/cm$）溶解后转入 1000 mL 容量瓶，定容，储存于

塑料瓶中备用。

实验内容与方法

打开电导率仪电源开关,预热 30 min,用蒸馏水洗涤电极。

1. 电导池常数 θ 的测定

(1) 参比溶液法。清洗电极,将 0.01 mol/L KCl 标准溶液约 30 mL 倒入 50 mL 烧杯中,把电极插入该溶液中,并接上电导仪,调节仪器及溶液温度为 25 ℃,测定其电导 G_{KCl}。查出该温度下 0.01 mol/L KCl 溶液的电导率,可计算出电导池常数。

(2) 比较法。用一支已知电导池常数(θ_s)的电极和一支未知电导池常数的电极(θ_x),测量同一溶液的电导。清洗两电极,以同样的温度插入溶液中,依次把它们接到电导率仪上,分别测出其电导为 G_s 和 G_x,按下式计算电导池常数:

$$\theta_x = \theta_s \times \frac{G_s}{G_x}$$

选用合适的方法分别测定所选光亮铂电极和铂黑电极的电导池常数。

2. 去离子水、蒸馏水、市售纯净水电导率测定

(1) 调节常数补偿旋钮。调节"电导池常数"补偿旋钮,使仪器显示值与所用电极电导池常数一致;调节"温度"补偿旋钮,使其指向待测溶液的温度值。

(2) 测量。分别用去离子水、蒸馏水、市售纯净水润洗 3 个烧杯 2～3 次,然后分别倒入约 30 mL 水样,选用光亮铂电极插入试液中,量程开关扳在合适的量程挡,待显示稳定后,将读数乘以量程,乘积即为被测溶液的电导率,各重复测定 3 次,取平均值。

3. 自来水、河水的电导率测定

用待测水样润洗烧杯 2～3 次,然后倒入约 30 mL 水样,选用铂黑电极插入试液中。其他按照上述步骤测定水样电导率。

实验注意事项

(1) 测定电导率采用交流电源,交流电源有高频(1000 Hz)和低频(50 Hz)两种,测定电导率小的溶液使用低频,测定电导率大的溶液使用高频。

(2) 为确保测量精度,电极使用前应用小于 0.5 μS/cm 的蒸馏水(或去离子水)冲洗 2 次,然后用被测试样冲洗 2～3 次方可测量。

(3) 电导低(<5 μS)的溶液用铂光亮电极,电导高(5 μS～150 mS)的溶液用铂黑电极。电导池常数出厂时都有标记,一般不需测定。但电极在长期使用过程中,

其面积及两极间距离可能发生变化而引起电导池常数改变,因此应定期标定。

　　(4)电导随温度升高而增大,通常情况下温度每升高 1 ℃,电导增加 2%～2.5%,因此在测量过程中,温度必须保持不变。

 实验报告撰写要求

　　(1)实验目的。

　　(2)实验原理。

　　(3)实验结果应用和评价。

(钱彬彬　方基勇)

实验四十五　薄层层析法分离色素

 实验目的

(1) 了解薄层层析法的实际应用。

(2) 熟悉薄层层析法的原理。

(3) 掌握薄层层析法的操作技术。

 实验原理

层析法也叫色层分离法或色谱法，它广泛用于天然化合物的分离和提纯，其分离原理系利用化合物中各成分的物理化学性质的差别，使各成分以不同程度分别在两相中，其中一个相为固定的，另一个相则流过此固定相，在流动过程中各个成分以不同的速度移动，从而达到分离的目的。

植物色素范围很广，主要有叶绿素、萜类色素、花青素等。叶绿素和萜类色素是脂溶性色素，其中含有叶绿素 A、叶绿素 B、β 胡萝卜素、叶黄素等。这些色素是非极性色素，易溶于石油醚、苯、乙醚等有机溶剂中，也溶于无水乙醇。因此，选择适当的有机溶剂提取这些色素，用薄层法进行分离，可得到一些有色斑点，其比移值各不相同，可按下式计算：

$$R_f = \frac{\text{原点到斑点中心的距离}}{\text{原点到溶剂前沿的距离}}$$

$$R_{f(a)} = \frac{a}{c}, \quad R_{f(b)} = \frac{b}{c}$$

式中，R_f 是薄层色谱法基本定性参数，一定条件时 R_f 为定值，在 0～1 之间，可用范围 R_f 值为 0.2～0.8。组分极性越大，R_f 越小；反之则越大。如图 6.1 所示。

按照 R_f 从大到小的顺序，出现的斑点分别是：

① β 胡萝卜素，橙色。

② 叶绿素，绿色。

③ 叶绿素 A，黄绿色。

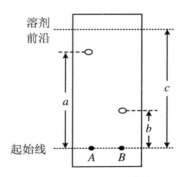

图 6.1　R_f 值测量方法

④ 叶黄素,黄色。

还可能有一些灰色斑点,淡黄色斑点为未知物。

 实验仪器和试剂

1. 仪器

14 cm×4.5 cm 玻璃片,层析缸,250 mL 分液漏斗,25 mL 量筒,5 mL 吸管,乳钵,10 mL 烧杯,药物天平。

2. 试剂

石油醚-乙醇混合溶剂(3∶1),石油醚-苯-丙酮混合展开剂(3∶2∶1),硅胶 G,无水硫酸钠,无水乙醇。

 实验内容与方法

1. 硅胶 G 薄层板的制备

取洁净玻璃片 14 cm×4.5 cm 一块,用脱脂棉蘸少量 95%乙醇搽试板面,晾干,用纱布擦光,板面不应有任何油迹和水渍。称 5 g 硅胶 G 放入乳钵中,加 10 mL 水,向一个方向研磨,待调成均匀一致的糊状,倒至玻璃板的一端,小心倾斜玻璃板,使薄糊慢慢下流,然后将玻璃板放在水平桌面上,轻轻振动,使硅胶 G 糊均匀布满玻璃板。薄层厚度要一致,一般在 0.1~0.5 mm。制好的薄层板在室温下晾干,放入 110 ℃烘箱中活化 1 h,冷却至室温后,放入干燥器中备用。

2. 色素提取液的制备

取 5 g 植物绿叶,洗净,剪碎,置乳钵中,加入 3∶1 石油醚-醇混合液 10 mL,研碎至液层出现深绿色,用吸管吸出绿液,放入分液漏斗中,加等体积水进行洗涤,弃去水层。重复洗涤 2~3 次后,将绿液放至 10 mL 小烧杯中,加入 1 g 无水硫酸钠脱水,备用。

3. 点样

取一块制好的硅胶 G 薄层板,在距薄层板一端 1.5 cm 处轻轻做标记,表示在此处点样。用毛细吸管吸取色素提取液,在点样处与薄层板轻轻接触,液体即点在薄层板上。若样品含量少,可重复点样 2~3 次。每次点样后可借助吹风机干燥,各斑点间距 2 cm,以斑点扩散直径不超过 2.5 mm 为宜,并从斑点处向前 10 cm 处做一标记,作为展开剂到达前沿。

4. 展开

取一层析缸,倒入 3∶2∶1 石油醚-苯-丙酮混合展开剂 20 mL,将点好样的薄层板放入层析缸中,盖好盖板(为防止漏气,可涂凡士林)。先使薄层板不浸入展开剂中,放置 $10\sim15$ min,使展开剂蒸气在层析缸内达到饱和。然后,使薄层板离原点近的一端浸入到展开剂中,但不得浸没原点。待展开剂前端到达 10 cm 处停止展开,将薄层板取出,用吹风机吹干,观察斑点分离情况,求各斑点的比移值 R_f。

 实验报告撰写要求

(1)实验目的。

(2)实验原理。

(3)实验结果应用和评价。

(钱彬彬　陈　燕)

实验四十六　双波长分光光度法测定水中硝酸盐含量

 实验目的

(1) 了解紫外可见分光光度计的结构。
(2) 熟悉双波长分光光度法的基本原理。
(3) 掌握双波长分光光度法测定水中硝酸盐含量的基本方法。

 实验原理

当干扰组分与被测组分的吸收光谱重叠时,或试样溶液背景吸收较大时,可采用双波长分光光度法进行测定。

双波长分光光度法包括双波长等吸收测定法、双波长等吸收点法和双波长系数倍率法。当干扰组分的吸收光谱有吸收峰时,常用双波长等吸收测定法或双波长系数倍率法。在干扰组分亚硝酸盐存在时,双波长等吸收测定法测定硝酸盐的原理如图 6.2 所示。

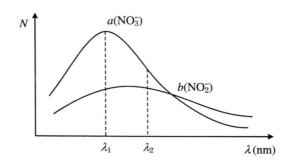

图 6.2　双波长等吸收测定法测量原理图

图 6.2 中 a、b 分别是 NO_3^- 和 NO_2^- 的吸收光谱;λ_1 和 λ_2 分别为测定波长和参比波长,其合理的选择是此方法的关键。

测定波长和参比波长的选择原则是:① 被测组分在 λ_1 和 λ_2 处的吸光度差值应足够大,已获得较高的测定灵敏度。② 干扰组分在 λ_1 和 λ_2 处的吸光度值相等,且 λ_1 和 λ_2 相距较近,能较好地抵消背景吸收。③ λ_1 和 λ_2 也应尽可能地避免在吸收曲线的陡坡处。④ 一般也可选择混合物吸收曲线上的峰值作为 λ_2 ,在 λ_2 与干扰物吸收曲线交点处做平行于横坐标的直线,直线与干扰物吸收曲线相交于另一点对应的波长作为 λ_1 。

若混合物中被测组分 NO_3^- 和干扰组分 NO_2^- 在两个波长 λ_1 和 λ_2 处测得的吸光度分别为 $A_1{}^a$ 、$A_1{}^b$ 、$A_2{}^a$ 、$A_2{}^b$,混合物在 λ_1 和 λ_2 处的总吸光度分别为 A_1 和 A_2 ,背景吸收分别为 A_{1s} 和 A_{2s} 。根据吸光度的加和性原则:

$$A_1 = A_1{}^a + A_1{}^b + A_{1s}$$
$$A_2 = A_2{}^a + A_2{}^b + A_{2s}$$

式中,令

$$\Delta A = A_1 - A_2$$

则有

$$\Delta A = (A_1{}^a + A_1{}^b + A_{1s}) - (A_2{}^a + A_2{}^b + A_{2s})$$

因为

$$A_1{}^b = A_2{}^b, \quad A_{1s} \approx A_{2s}$$

所以可得

$$\Delta A = A_1{}^a - A_2{}^a = (\varepsilon_1{}^a - \varepsilon_2{}^a)bc_a = K'c_a$$

上式表明,被测组分在两波长处的吸光度差值与其浓度成正比,而干扰组分和背景吸收的影响完全扣除。这是双波长等吸收测定法的定量分析依据。

 实验仪器和试剂

1. 仪器

紫外可见分光光度计,1 cm 石英吸收池,分析天平,试剂瓶,容量瓶,25 mL 比色管,刻度吸管等。

2. 试剂

(1) 硝酸钠标准储备液(1 g/L)。

(2) 硝酸钠标准应用液(50 mg/L)。准确吸取 5 mL 硝酸钠标准储备液于 100 mL 容量瓶中,用水稀释至刻度,摇匀。

(3) 亚硝酸钠标准储备液(250 mg/L)。

(4) 亚硝酸钠标准应用液(5 mg/L)。准确吸取 2 mL 亚硝酸钠标准储备液加入 100 mL 容量瓶中,用水稀释至刻度,摇匀。

(5) 硝酸钠、亚硝酸钠均为分析纯,实验用水为蒸馏水。

实验内容与方法

（一）实验内容

1. 绘制吸收光谱曲线

（1）配制 5 mg/L 的硝酸钠标准溶液。准确吸取 10 mL 硝酸钠标准应用液于 100 mL 容量瓶中，用水稀释至刻度，摇匀。

（2）配制 5 mg/L 的亚硝酸钠标准溶液。准确吸取 10 mL 亚硝酸钠标准应用液于 100 mL 容量瓶中，用水稀释至刻度，摇匀。

（3）以蒸馏水为参比溶液，在 190～230 mm 波长范围内，分别测定 5 mg/L 的硝酸钠和亚硝酸钠标准溶液的吸光度（波长间隔为 2 mm）。

（4）绘制吸收光谱曲线，以波长为横坐标，以吸光度为纵坐标，在坐标纸上绘制硝酸钠与亚硝酸钠的吸收光谱曲线。

2. 确定波长和参比波长

根据硝酸钠和亚硝酸钠的吸收光谱曲线以及波长的选择原则，确定波长 λ_1 和参比波长 λ_2。

3. 绘制标准曲线

（1）分别准确吸取硝酸钠标准应用液（50 mg/L）0 mL，0.5 mL，1 mL，1.5 mL，2 mL，2.5 mL 于 6 支 25 mL 比色管中，用水稀释至刻度，摇匀。

（2）以蒸馏水为参比溶液，在波长 λ_1 和参比波长 λ_2 处测定上述各溶液的吸光度，以两波长处的吸光度差值 ΔA（$\Delta A = A_1 - A_2$）为纵坐标，硝酸钠的浓度为横坐标，在坐标纸上绘制标准曲线。

4. 样品测定

水样经适当处理后，以蒸馏水为参比溶液，测定在波长 λ_1 和参比波长 λ_2 的吸光度。根据试样溶液的吸光度差值 ΔA 在标准曲线上对应的浓度，计算出水样中硝酸钠的含量。

5. 精密度和准确度试验

按照样品测定方法对 2～3 份水样进行分析，每份平行测定 6 次。计算标准偏差和相对标准偏差。

（二）结果与计算

1. 绘制吸收光谱曲线和确定测定波长 λ_1 与参比波长 λ_2

利用表 6.4 中的数据，在同一张坐标纸上分别绘制硝酸钠和亚硝酸钠的吸收曲线。根据波长的选择原则,确定波长 λ_1 和参比波长 λ_2。

表 6.4　硝酸钠和亚硝酸钠标准溶液的吸收光谱数据

波长 λ(nm)	吸光度 A^a	吸光度 A^b	波长 λ(nm)	吸光度 A^a	吸光度 A^b
190			208		
192			210		
194			212		
196			214		
198			216		
200			218		
202			220		
204			224		
206			226		

2. 绘制标准曲线及样品测定

根据表 6.5 中的数据,以吸光度差值 ΔA 为纵坐标,硝酸钠标准溶液浓度为纵坐标,绘制标准曲线或求出直线回归方程。

表 6.5　标准系列溶液浓度及测定数据

硝酸钠标准应用液体积(mL)	0	0.5	1	1.5	2	2.5
硝酸钠标准应用液浓度(mg/mL)	0	1	2	3	4	5
吸光度 $A_1(\lambda_1)$						
吸光度 $A_2(\lambda_2)$						
$\Delta A = A_1 - A_2$						

根据试样溶液的吸光度差值 ΔA,在标准曲线上查得相应的浓度,按下式计算水样中硝酸钠的含量:

$$C = C_x \times K$$

式中,C:水样中硝酸钠的含量(mg/L);C_x:试样溶液中硝酸钠的浓度(mg/L);K:试样溶液的稀释倍数。

样品吸光度 $A_1(\lambda_1)$:_____;样品吸光度 $A_2(\lambda_2)$:_____;样品浓度:_____。

3. 精密度实验数据

精密度实验数据测定见表 6.6 所示。

表 6.6　精密度实验数据

样品	平行测定值(mg/L)	平均值 (mg/L)	标准差 (mg/L)	相对标准差 (mg/L)
1				
2				
3				

 实验报告撰写要求

（1）实验目的。

（2）实验原理。

（3）实验结果应用和评价。

（钱彬彬　张　伟）

附录 公共卫生/临床执业医师资格考试公共卫生模拟试题

1. 关于流行病学,下列说法正确的是(　　)。

    A. 从个体的角度研究疾病和健康

    B. 只研究传染病的流行和防治

    C. 只研究慢性病的危险因素

    D. 研究人群中疾病和健康的分布及其影响因素

    E. 无法研究原因不明的疾病

2. 以下不是流行病学特征的是(　　)。

    A. 群体的特征

    B. 对比的特征

    C. 概率论的特征

    D. 预防为主的特征

    E. 以治疗疾病为主的特征

3. 流行病学的主要研究方法包括(　　)。

    A. 描述性研究

    B. 分析性研究

    C. 实验性研究

    D. 理论性研究

    E. 以上均是

4. 在计算标化率时,标准人口应选择(　　)。

    A. 文献中经常涉及的非目标人群

    B. 方便获得、与目标人群不同类的人群

    C. 前人研究过、与目标人群不相关的人群

    D. 根据研究目的随机抽样获得的小样本人群

    E. 有代表性的、较稳定的、数量较大的人群

5. 下列关于率的标准误的叙述,错误的是(　　)。

    A. 样本率的标准差称率的标准误

    B. 率的标准误反映率的抽样误差大小

C. 率的标准误越小,用样本率估计总体率的可靠性越大

D. 率的标准误的估计值为 $S_P = \dfrac{p(1-p)}{n}$

E. 适当增大样本含量可减少率的标准误

6. 采用正太近似法估计总体率95%置信区间的公式为（　　）。

A. $(p - 1.96s/\sqrt{n}, p + 1.96s/\sqrt{n})$

B. $(p - 2.58s/\sqrt{n}, p + 2.58s/\sqrt{n})$

C. $(p - 1.96sp, p + 1.96sp)$

D. $(p - 2.58sp, p + 2.58sp)$

E. $(p + 1.96s, p - 1.96s)$

7. 以DNA损伤为检测终点的试验方法是（　　）。

A. 微核试验

B. 单细胞凝胶电泳试验

C. 果蝇伴性隐形致死试验

D. Ames 试验

E. 显性致死试验

8. 下列有关剂量概念错误的是（　　）。

A. 暴露计量表示个人或人群暴露的化学物的量

B. 实验动物的暴露剂量称为给予剂量

C. 内剂量为吸收到机体血流的化学物的量

D. 靶器官剂量也称为送达剂量或生物有效剂量

E. 剂量-反应关系中的剂量指的是靶器官剂量

9. 化学物需耗能方可透过生物膜的转运方式为（　　）。

A. 易化扩散、过滤

B. 被动转运、主动转运

C. 简单扩散、滤过

D. 被动转运、简单扩散

E. 易化扩散、主动转运

10. 饮用水使用臭氧消毒时,会产生的致癌物是（　　）。

A. 氯仿

B. 溴乙酸

C. 二溴一氯甲烷

D. 二溴乙酸

　　E. 溴酸盐

11. 细颗粒物也被称为(　　)。

　　A. TSP

　　B. 可吸入颗粒

　　C. 呼吸性粉尘

　　D. PM2.5

　　E. PM10

12. 腐殖质化是指复杂的有机物在土壤中转化为(　　)。

　　A. 简单的化合物

　　B. 稳定的有机物

　　C. 二氧化碳和水

　　D. 化肥

　　E. 腐败的有机体

13. 职业病诊断证明书应当由(　　)。

　　A. 接诊医师签署

　　B. 主治医师签署

　　C. 主任医师签署

　　D. 医院的法人签署

　　E. 参加诊断的医师共同签署

14. 职业卫生与职业医学的主要任务是(　　)。

　　A. 研究劳动条件对健康的影响

　　B. 研究劳动条件对健康的效应

　　C. 研究如何改善劳动条件

　　D. 识别、评价、预测和控制职业有害因素

　　E. 识别、评价、预测和控制职业性疾病

15. 良好的工作条件应该是(　　)。

　　A. 安全、卫生、舒适和高效的

　　B. 安全、卫生和舒适的

　　C. 既卫生又令人满意的

　　D. 能保证健康的

　　E. 能令人满意的

16. 标准米面中含量相对精白米面高的营养成分是(　　)。

　　A. $VitB_1$

B. VitB$_2$

C. VitA

D. 烟酸

E. 硒

17. 孕妇易出现生理性贫血，主要是因为（   ）。

    A. 血液被稀释

    B. 红细胞数量减少

    C. 缺铁

    D. 营养不良

    E. 铜摄入增加

18. 能量推荐摄入量（RNI）等于该人群能量的（   ）。

    A. 平均需要量

    B. 平均需要量+2个标准差

    C. 平均需要量+2个变异系数

    D. 平均需要量+10%

    E. 平均需要量+20%

19. 生殖健康内涵不正确的是（   ）。

    A. 人们能够进行负责、满意和安全的性生活

    B. 人们能够生育，并有权决定是否生育、何时生育和生育间隔

    C. 妇女能够安全地通过妊娠和分娩，妊娠结局是成功的，婴儿存活并健康成长

    D. 夫妇能够进行知情选择并获得安全、有效和可接受的节育方法

    E. 指在生命各阶段没有生殖系统疾病

20. 女童开始明确地辨认同性和异性的时期是（   ）。

    A. 婴儿期

    B. 幼儿期

    C. 儿童期

    D. 青春前期

    E. 青春期

21. 下列有关女童体格生长发育叙述正确的是（   ）。

    A. 3个月时体重为出生体重的1/2

    B. 6个月时体重为出生体重的1倍

    C. 9个月时体重为出生体重的1.5倍

    D. 1周岁时体重为出生体重的2倍

E. 2 周岁时体重为出生体重的 4 倍

22. 关于生长发育评价方法错误的是（　　）。

A. 离差法可分为等级评价和曲线图法

B. 相关回归法既能评价发育水平,又能反映发育的匀称程度

C. 身高标准体重可反映儿童现实营养状况

D. 发育年龄又称生物年龄可评价儿童的发育状况

E. 百分位数法,其原理和制作过程与离差法完全相同

23. 新生儿是指出生至出生后的（　　）。

A. 7 天

B. 14 天

C. 28 天

D. 30 天

E. 60 天

24. 正常足月新生儿体重平均是（　　）。

A. 2 kg

B. 3 kg

C. 4 kg

D. 5 kg

E. 6 kg

25. 下列有关青春期的论述不正确的是（　　）。

A. 无论男孩女孩,出现生长突增都表明青春期发育已经开始

B. 男孩女孩都在青春早期达到生长突增高峰

C. 男孩女孩都在青春期中期出现第二性征的迅速发育

D. 女孩出现月经初潮、男孩出现首次遗精后身高增长速度减缓

E. 女孩青春期发育通常晚于男孩

26. WHO 规定的青春期年龄范围为（　　）。

A. 10～20 岁

B. 9～18 岁

C. 10～18 岁

D. 7～18 岁

E. 6～17 岁

27. 出生后第二个十年开始发育的系统是（　　）。

A. 淋巴系统

  B. 神经系统

  C. 生殖系统

  D. 内分泌系统

  E. 呼吸系统

28. 在我国,社会医学是从下列哪个学科中分化并发展起来的?（ ）

  A. 医学社会学

  B. 预防医学

  C. 卫生管理学

  D. 医学伦理学

  E. 临床医学

29. 关于文化与健康的说法,以下正确的是（ ）。

  A. 良好的生活习惯与教育水平无关

  B. 宗教信仰对人们的健康有益无害

  C. 运动锻炼会带来良好的健康结果

  D. 风俗习惯一般都会危害健康

  E. 文化对健康的影响仅限于个体

30. 关于问卷效度与信度的关系,说法错误的是（ ）。

  A. 如果信度不好,就无法获得好的效度

  B. 如果信度好,效度必定好

  C. 尽管信度好,但有时效度不见得好

  D. 一份好的问卷首先必须具备好的信度,才有可能获得好的效度

  E. 有时效度与信度的关系不对等

31. 关于卫生宣传与健康教育关系的叙述,正确的是（ ）。

  A. 卫生宣传是健康教育的核心

  B. 卫生宣传比健康教育更能体现卫生事业的性质

  C. 健康教育是卫生宣传在功能和内容上的拓展

  D. 健康教育是卫生宣传的重要手段

  E. 健康教育要实现行为目标,不必依靠卫生宣传

32. 健康促进的核心策略是（ ）。

  A. 监测监督

  B. 监督评估

  C. 群众参与

  D. 社会动员

E. 组织领导

33. 感觉身体不适后没有及时去医院就诊,这种行为属于( )。

A. 违规行为

B. 预警行为

C. 致病行为

D. 不良疾病行为

E. 不良生活方式与习惯

参 考 答 案

1. D 2. E 3. E 4. E 5. D 6. C 7. B 8. E 9. B 10. B 11. D 12. B
13. E 14. D 15. A 16. A 17. A 18. A 19. E 20. C 21. E 22. E
23. C 24. B 25. E 26. A 27. C 28. B 29. C 30. B 31. C 32. D
33. D

(黄月娥 石 玮)

参 考 文 献

［1］ 杨克敌.环境卫生学［M］.北京:人民卫生出版社,2017.

［2］ 邬堂春.职业卫生与职业医学［M］.北京:人民卫生出版社,2017.

［3］ 孙长颢.营养与食品卫生学［M］.北京:人民卫生出版社,2017.

［4］ 孙志伟.毒理学基础［M］.北京:人民卫生出版社,2017.

［5］ 康维钧.卫生化学［M］.北京:人民卫生出版社,2016.

［6］ 陶芳标.儿童少年卫生学［M］.北京:人民卫生出版社,2017.

［7］ 王金桃,白华民.卫生微生物学［M］.北京:科学出版社,2017.

［8］ 朱启星.卫生学［M］.北京:人民卫生出版社,2018.

［9］ 杨克敌.环境卫生学实习指导［M］.北京:人民卫生出版社,2017.

［10］ 李磊.卫生化学实验［M］.北京:人民卫生出版社,2017.

［11］ 张文昌,李煌元.职业卫生与职业医学实验［M］.北京:科学出版社,2017.

［12］ 赵秀娟,吕全军.营养与食品卫生学实习指导［M］.北京:人民卫生出版社,2017.

［13］ 郝加虎.儿童少年卫生学学习指导与习题集［M］.北京:人民卫生出版社,2018.

［14］ 王心如.毒理学实验方法与技术［M］.北京:人民卫生出版社,2012.

［15］ 曲章义.卫生微生物学实习指导与习题集［M］.北京:人民卫生出版社,2017.

［16］ 范杉,郭怀兰,邓青.预防医学实习指导［M］.北京:科学出版社,2011.